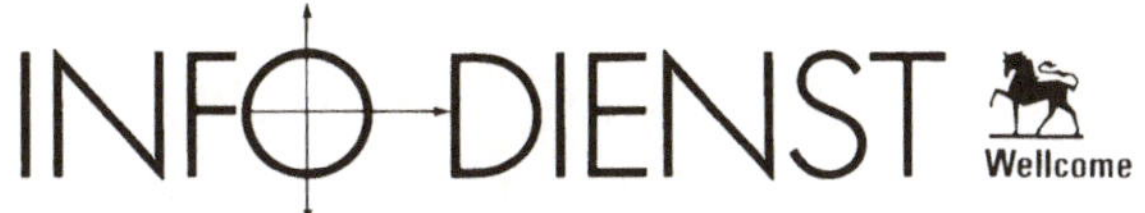

Harnsäurestoffwechsel

Hyperurikämie und Gicht 1

Herausgegeben von N. Zöllner

Harnsäurestoffwechsel

Physiologie und Pathologie

W. Gröbner, W. Löffler, N. Zöllner

Mit 30 Abbildungen und 5 Tafeln

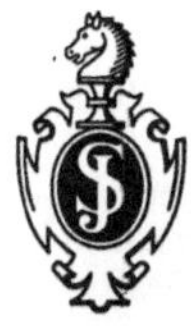

Springer-Verlag
Berlin Heidelberg GmbH 1980

Prof. Dr. med. N. Zöllner
Direktor der Medizinischen Poliklinik
der Universität München
Pettenkoferstr. 8a
D-8000 München 2

PD Dr. med. W. Gröbner
Dr. med. W. Löffler

Medizinische Poliklinik der Universität München
Pettenkoferstr. 8a
D-8000 München 2

ISBN 978-3-662-23523-2 ISBN 978-3-662-25596-4 (eBook)
DOI 10.1007/978-3-662-25596-4

Dieses Buch ist ein Vorabdruck aus dem Werk „Hyperurikämie und Gicht", Zöllner, N. (Hrsg.)

Ursprünglich erschienen bei Springer-Verlag Berlin Heidelberg New York 1980

2121/3140-543210

Inhaltsverzeichnis

1 Das Wesen der Gicht

N. Zöllner

Die Gicht ist eine der ältesten Krankheiten der Menschheit: Schon bei den alten Ägyptern will man Tophi, Harnsäuresteine und den Gebrauch von Kolchizin nachgewiesen haben.

Die Gicht ist eines der bestaufgeklärten unter den häufigen Stoffwechselleiden: Wir kennen Enzym- und Transportdefekte, die ihr zugrundeliegen können, wir kennen die Grundzüge der Mechanismen des Gichtanfalls und der Harnsäuresteinbildung und wir verstehen die Prinzipien ihrer Therapie bis in Einzelheiten.

Die Gicht ist ein wichtiges Modell für das Zusammenwirken von Genetik und Umwelt bei der Entstehung von Krankheiten: Die überwiegende Mehrheit der Patienten konnte nur erkranken, weil zu einem pathologischen Erbgut eine purinreiche Ernährung hinzukam.

Und: Die Gicht hat der Forschung Impulse geliefert, die große neue Gebiete erschlossen: Störungen des Purinstoffwechsels finden wir nicht nur bei der Gicht sondern auch bei neuropsychiatrischen Leiden (Lesch-Nyhan-Syndrom, Catel-Schmidt-Syndrom), bei Steinleiden des Kindesalters (Adeninphosphoribosyltransferase-Mangel), bei erblichen Immundefekten (Adenosindesaminase-Mangel), und die so erarbeiteten Einblicke in den Stoffwechsel eröffnen ihrerseits neue Zugänge zur Onkologie und Immunologie. Auch wird die Rolle von Purinderivaten und ihres Umsatzes in der Regulierung des Intermediärstoffwechsels, ihrerseits die Voraussetzung für viele physiologische Größen, z. B. die Weite der Endstrombahn, immer deutlicher.

Vieles von dem, was im Gefolge der Gichtforschung erarbeitet wurde, gehört längst nicht mehr zur klinischen Medizin und damit auch nicht zum Gegenstand dieses Buches. Aber es lohnt sich doch darauf hinzuweisen und darüber nachzudenken, daß die wesentlichen Teile unserer heutigen Kenntnisse über die Bedeutung des Purinstoffwechsels und seiner Störungen auf die Gichtforschung zurückgehen, und daß die wissenschaftliche Neugier über die Gicht am Anfang einer Entwicklung stand, die innerhalb der letzten zwanzig Jahre zu Kenntnissen von erheblicher Breite geführt hat.

1.1 Geschichtliches

Die *Beschreibungen der Gicht* reichen angeblich bis in das dreizehnte Jahrhundert zurück, aber es ist wohl zweifelhaft, ob alles, was damals als Podagra oder Gutta bezeichnet wurde, mit der Gicht, wie wir sie heute definieren, übereinstimmt. Ebenso zweifelhaft wird es bleiben, ob alle jene geschichtlichen Größen, denen wir, beginnend mit Alexander dem Großen, eine Gicht zuschreiben, wirklich daran gelitten haben; manche Beschreibungen sind verblüffend zutreffend, andere gar nicht. Was Luther gichtbrüchig nannte, hat mit der Gicht nichts zu tun, und von Erasmus, der sich selber die Gicht wiederholt zugeschrieben hat, z. B. in seinem berühmten Brief an Thomas Morus („Du hast Steine, ich habe die Gicht, da haben wir Schwestern geheiratet") wissen wir seit seiner Sektion in unserem Jahrhundert, daß er nicht an der Gicht gelitten hat sondern an einer anderen Arthropathie.
Es bleibt bemerkenswert, daß berühmte Gichtiker in den verschiedenen Teilen Europas immer dann beschrieben wurden, wenn diese Gebiete in Wohlstand lebten; jedoch werden die Reichen immer mehr beachtet. Zu den berühmten deutschen Gichtikern gehören Luther, Leibniz und Wallenstein; auch Moritz von Sachsen und Friedrich der Große sollen an der Gicht gelitten haben. Für unser Buch haben wir zwei der wahrscheinlicheren Beispiele ausgewählt (Tafel I).
In der Geschichte der medizinischen Illustrationen hat die Gicht breiten Raum, ältere Beispiele geben die Tafelbilder II.1 und II.2 wieder. Seit dem 18. Jahrhundert bis in unsere Zeit ist die Gicht auch Gegenstand der Karikatur (Tafeln III und IV); nach Talbott (1967) soll die Gicht sogar in den Comics eine Rolle gespielt haben. Lassen Comics und Karikaturen in erster Linie Rückschlüsse auf die Haltung einer Gesellschaft gegenüber dem Kranken zu – wer den Schaden hat braucht für den Spott nicht zu sorgen –, so liefern sie doch auch, wenn auch überzeichnete Beschreibungen des Kranken in seiner Umwelt während die eigentliche medizinische Illustration diese Umwelt vernachlässigt oder sogar bewußt unterdrückt. Interessant ist es, medizinische Illustrationen aus dem letzten Jahrhundert zu betrachten: Sie zeigen nicht nur die Schwere der damaligen Fälle (Tafelbild V.3), sondern machen auch deutlich, wie die Kunst des Zeichners, das Wesentliche hervorzuheben, der Linse des Photographen überlegen sein kann (Tafelbilder V.1 und V.2).
Die *Wissenschaft von der Gicht* begann, wie bei anderen Krankheiten, mit einer präzisen Nosologie, und damit mit ihrer genauen klinischen Beschreibung durch Thomas Sydenham (1624–1689), der selbst lange an der Krankheit litt. Danach dauerte es mehr als ein Jahrhundert bis Wollaston 1797 über die Isolierung von Harnsäure, die Scheele

1776 entdeckt hatte, aus einem Gichttophus (angeblich einem eigenen) berichten konnte und damit die Beziehungen zwischen Harnsäure und Gicht erstmals beschrieb. GARROD konnte fünfzig Jahre später mit seinem berühmten Fadentest (Auskristallisierug von Harnsäure, 1856) nachweisen, daß bei Gicht die Harnsäurekonzentration im Blut erhöht ist; damit war die Hyperurikämie als ein chemisches Äquivalent der Gicht festgestellt.
Weitere Fortschritte wurden möglich durch die Schaffung der Purinchemie durch EMIL FISCHER und ALBRECHT KOSSEL. Bald wurde allgemein angenommen, daß die Hyperurikämie Ursache und nicht Ausdruck der Gicht ist, aber schlüssige Beweise dafür lieferten erst die Erfahrungen der Hungersnöte zweier Weltkriege und die Therapieerfolge harnsäurespiegelsenkender Medikamente wie Urikosurika und Allopurinol. MCCARTY zeigte dann 1962, daß Mikrokristalle der Harnsäure, wie sie beim Gichtanfall in den Leukozyten der Synovialflüssigkeit gefunden werden, auch bei Nichtgichtikern typische Anfälle auslösen können.
Als erste moderne Theorie der Ursache der Hyperurikämie schlug THANNHAUSER 1929 eine Ausscheidungsschwäche für Harnsäure vor, und zwar auf der Basis der Messung des Quotienten zwischen Harnsäurespiegel im Blut und Harnsäureausscheidung. STETTEN und seine Mitarbeiter hielten, vornehmlich wegen falsch beurteilter Untersuchungen über die Harnsäureclearance, die Ausscheidungstheorie für verfehlt und stellten ihr eine Theorie der Überproduktion gegenüber, die ihrerseits auf einem ungenügend belegten, vermehrten Einbau von markiertem Glyzin in die Harnsäure beruhte (BENEDICT et al., 1952). Es kam zu einer seinerzeit berühmten, erbittert geführten Kontroverse. Schließlich stellte es sich heraus, daß beide Seiten Recht hatten und daß es Gichtfälle gibt, die durch verminderte Ausscheidung hervorgerufen werden, andere, bei denen eine primäre Erhöhung der Harnsäurebildung vorliegt. SEEGMILLER und Mitarbeiter (KELLEY et al., 1967) klärten einen Enzymdefekt auf (Hypoxanthin-Guanin-Phosphoribosyltransferase-Mangel), der zu vermehrter Harnsäurebildung führt, während viele, nicht zu nennende Arbeitsgruppen die Mechanismen der Harnsäureausscheidung und ihrer Störung bei der Gicht studierten. Heute wissen wir, daß die Gicht die Folge der Hyperurikämie ist, daß aber die Hyperurikämie viele Ursachen haben kann (vor denen viele, aber nicht alle, auch zur Uraturolithiasis führen). Aus der Geschichte der Gicht ist offensichtlich manches zu lernen.

1.2 Genetik

Die Genetik der Gicht ist zunächst die der Hyperurikämie.
Bei den meisten Patienten entsteht die Hyperurikämie durch das Zusammenwirken von Erbgut und purinreicher Ernährung, wie im Kapitel Diät genauer darzulegen sein wird. Unter völlig purinfreier Diät sind Hyperurikämiker und auf die Dauer wohl auch die Gichtiker normourikämisch, wir fanden für sie Werte um 4,4 mg/dl, sehr nahe dem Harnsäurespiegel Normaler, der bei purinfreier Diät bei 3,25 mg/dl liegt (vgl. ZÖLLNER 1976). Bei einer Population, die sich purinfrei ernährt, wäre es also unmöglich, die Genetik der Hyperurikämie zu untersuchen; auch in den purinarmen Jahren des letzten Krieges und der Nachkriegszeit waren solche Untersuchungen undurchführbar. Heute ist dagegen die Purinzufuhr so reichlich, daß dieses Hindernis nicht besteht, und wir können feststellen, daß unter den Blutsverwandten von Gichtkranken die Hyperurikämie bei der Hälfte der Männer und bei der Hälfte der Frauen jenseits der Menopause vorkommt. Wir folgern daraus, daß die Neigung zur Hyperurikämie dominant vererbt wird, daß zur Manifestation der Hyperurikämie jedoch eine reichlich purinhaltige Ernährung notwendig ist, und daß die hormonale Situation der Frau vor der Menopause (auch Männer haben unter Östrogenzufuhr niedere Harnsäurewerte) die Ausbildung der Hyperurikämie verhindert.
Diese Feststellung hat erhebliche allgemeine Bedeutung, denn es ergibt sich aus ihr, daß in Bevölkerungen unter einer traditionellen Ernährung A eine Krankheit selten sein kann, während die Ernährung B zum Ausbruch dieser Krankheit führt. In Sizilien soll die Gicht selten gewesen sein, unter den Sizilianern in den USA kommt sie häufig vor; bei uns war die Gicht in den armen Jahren während und nach den beiden Kriegen dieses Jahrhunderts so gut wie ausgestorben, heute haben wir viel mit ihr zu tun. Die allgemeine Schlußfolgerung lautet, daß Änderungen einer Volksernährung zu einer Zunahme bis dahin seltener Krankheiten und sogar zum Auftreten neuer Krankheiten führen können und deshalb sorgfältiger wissenschaftlicher Bearbeitung bedürfen. Nicht jede wohlstandsbedingte Änderung der Ernährung ist der Gesundheit nützlich; diese Binsenweisheit wird durch die Erfahrungen mit der Gicht wissenschaftlich belegt.
Das Gesagte gilt für die übliche Form der Gicht. Bei den seltenen Enzymdefekten können die Erbgänge anders aussehen (z. B. streng geschlechtsgebunden), und wenn zwei Erbkrankheiten (z. B. hämolytische Anämie und Gicht) sich in einer Familie kombinieren, so kommen besondere Erbgänge heraus.

1.3 Definition der Gicht

Die Gicht ist eine ätiologisch uneinheitliche Krankheit, die durch erhöhte Harnsäurekonzentrationen im Extrazellularraum entsteht. Meßbarer Ausdruck dieser Konzentrationserhöhung ist die Hyperurikämie, d. h. eine Erhöhung der Serumharnsäure über 6,5 mg/dl. Die Gicht manifestiert sich am häufigsten an den Gelenken, geht aber auch oft mit einer Beteiligung der Nieren einher, die entweder auf die erhöhte Harnsäurekonzentration und Besonderheiten der renalen Harnsäureausscheidung oder eine vermehrte Harnsäureausscheidung, eventuell auch auf eine Kombination dieser Faktoren zurückzuführen ist.
Häufigste Ursache der Hyperurikämie ist eine vererbliche Änderung der Mechanismen der renalen Harnsäureausscheidung in Verbindung mit reichlicher Purinzufuhr. Andere Ursachen betreffen Enzymdefekte, die zu vermehrter Harnsäurebildung führen. Die familiären Stoffwechseländerungen führen in einem großen Teil der Fälle zur Gicht, die dann als primär bezeichnet wird.
Als sekundäre Gicht faßt man Fälle zusammen, bei denen die zugrundeliegende Hyperurikämie durch Krankheiten zustandekommt, die zunächst nicht den Purinstoffwechsel betreffen, meist myeloproliferative Leiden mit vermehrter Harnsäurebildung (z. B. Polycythaemia vera) oder verminderter renaler Harnsäureausscheidung (z. B. Zystennieren).
Zu Beginn der Gicht ist die Hyperurikämie asymptomatisch, und bei manchen bleibt sie dies lebenslänglich. Bilden sich ausreichend kleine Natriumurat-Kristalle, so kommt es zum Gichtanfall. Urate können sich jedoch auch ohne Anfall ablagern, und es entstehen Tophi, in den Knochen meist in Gelenknähe, darüber hinaus in Knorpel, Schleimbeuteln oder Sehnenscheiden. Bei den meisten Patienten ist auch die Niere beteiligt, auch Nierensteine sind häufig. Hypertonie ist nicht selten.
Unbehandelte Gichtiker wurden früher durch Anfälle und Tophusbildung oft schon im mittleren Lebensalter invalide; ihre Lebenserwartung war durch die Komplikationen der Hypertonie und durch Infekte der Harnwege mit Niereninsuffizienz beschränkt. Heute wird der richtig behandelte Patient nicht mehr invalide, und seine Lebensaussicht ist so gut wie normal. Aus einem schweren Leiden ist eine der Therapie zugängliche Anomalie geworden.

2 Harnsäurebildung im Körper

W. Gröbner

2.1 Vorkommen und Bedeutung der Purine

Die Purine, chemisch eine interessante Stoffklasse, sind essentielle Bestandteile des menschlichen Körpers sowie aller anderen Lebewesen. Gemeinsam mit Pyrimidinen sind sie die entscheidenden Bestandteile der DNS und RNS, den Trägern der genetischen Information und Übermittlern dieser Information an die Eiweißsynthese. Eine zweite wichtige Rolle spielen die Purine als Bestandteile der meisten Koenzyme, speziell von Koenzymen des Energiestoffwechsels.
Alle Warmblüter können ihren Purinbedarf durch Eigensynthese dekken, auch wenn sie die Fähigkeit, Purine aus der Nahrung zu verwerten, nicht verloren haben. Alle purinhaltigen Verbindungen im Körper unterliegen einer ständigen Neubildung und einem ständigen Abbau. Beim Abbau entstehen durch Oxydation des Purinringes und Freisetzung der so entstandenen Oxypurine zunächst Hypoxanthin und Xanthin, die von allen Säugetieren in Harnsäure überführt werden. Bei den meisten Säugetieren werden die Oxypurine Hypoxanthin und Xanthin weiter zu Harnsäure oxydiert und diese unter Ringspaltung in das sehr gut wasserlösliche Allantoin abgebaut. Der Mensch und einige Affenarten haben im Verlauf der Entwicklungsgeschichte die Fähigkeit des Abbaus der Harnsäure zu Allantoin jedoch verloren, und dieser Verlust ist letztlich die entwicklungsgeschichtliche Ursache dafür, daß der Mensch an der Gicht erkranken kann.
Die Harnsäurebildung beim Menschen und den genannten Affenarten und die Allantoinbildung bei den anderen Säugetieren sind ein Maß für den Verlust von Purinen aus dem Umsatz purinhaltiger körpereigener Verbindungen und Nahrungspurine (Abb. 1).
Ist die Nahrung purinfrei, so ist die Harnsäurebildung ein Maß für den Purinverlust aus dem Umsatz der körpereigenen synthetisierten Purine; seit der Jahrhundertwende nennt man deshalb die unter purinfreier Ernährung festgestellte Harnsäureausscheidung nach einem Vorschlag von Burian und Schur „endogene Uratquote".
Verringerungen der endogenen Uratquote spielen, wenn sie überhaupt vorkommen, klinisch keine Rolle. Dagegen gibt es eine Reihe von Bedingungen, unter denen es zu einer klinisch relevanten Erhöhung

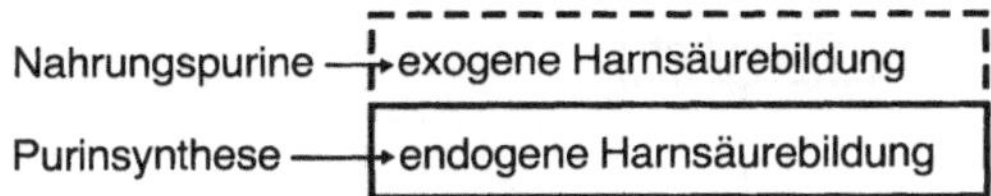

Abb. 1. Herkunft der Harnsäure

der endogenen Uratquote kommt; relevant deshalb, weil die dauernd vermehrt anfallende Harnsäure zu einer Erhöhung des Harnsäurespiegels in den extrazellulären Körperflüssigkeiten führt und damit die Voraussetzungen zur Entstehung der Gicht geschaffen werden. So findet man chronische Erhöhungen der endogenen Uratquote bei Krankheiten mit vermehrtem Zellumsatz, und eine dadurch entstehende „sekundäre" Gicht kommt vor allem bei Krankheiten mit einer vermehrten Bildung von Blutzellen, z. B. der Polycythaemia vera oder der chronischen Leukämie, aber auch bei chronischen haemolytischen Anaemien und bei sekundären Polycythaemien vor. Da bei vermehrtem Zellumsatz sowohl Zellkern als auch Eiweißsynthese beteiligt sind, dürfte die vermehrt gebildete Harnsäure sowohl aus DNS als auch aus RNS stammen. Auch die vorübergehende Erhöhung des Zellumsatzes bzw. der Zellneubildung kann zur Gicht führen, z. B. bei einer Pneumonie im Lösungsstadium oder bei der Behandlung der perniziösen Anaemie mit Cyanokobalamin (Vitamin B_{12}); doch wurden solche Fälle fast nur bei Personen beschrieben, die entweder bereits an einer Gicht litten oder aus Gichtikerfamilien stammten.

Ein vermehrter Umsatz von Koenzymen dürfte als Ursache einer längerdauernden Erhöhung der endogenen Uratquote mit Hyperurikämie kaum von Bedeutung sein. Dies ist verständlich, wenn man berücksichtigt, daß der Verlust von Purinen im Umsatz von Koenzymen keine große Rolle spielt. Man kann z. B. berechnen, daß der Mensch an einem Tag etwa 70 kg ATP produziert und wieder spaltet, wahrscheinlich 10^6mal mehr als Harnsäure täglich aus Koenzymen entsteht. Unter bestimmten Bedingungen kommt es allerdings auch zum Purinverlust aus Koenzymumsatz, z. B. bei Fruktoseinfusion und wahrscheinlich auch bei bestimmten Muskelkrankheiten. Im übrigen ist der hohe Koenzymgehalt der Muskulatur eine der Ursachen für die Erhöhung der exogenen Uratquote durch die Zufuhr von Fleisch mit der Nahrung.

Während beim Menschen und bei den Säugetieren die Harnsäure das End- bzw. Zwischenprodukt des Purinstoffwechsels darstellt, und der Stickstoff aus der Eiweißzufuhr im wesentlichen als Harnstoff bzw. Ammoniak ausgeschieden wird, geht bei Vögeln und Reptilien nahezu der ganze Stickstoffstoffwechsel zur Harnsäure. Dementsprechend

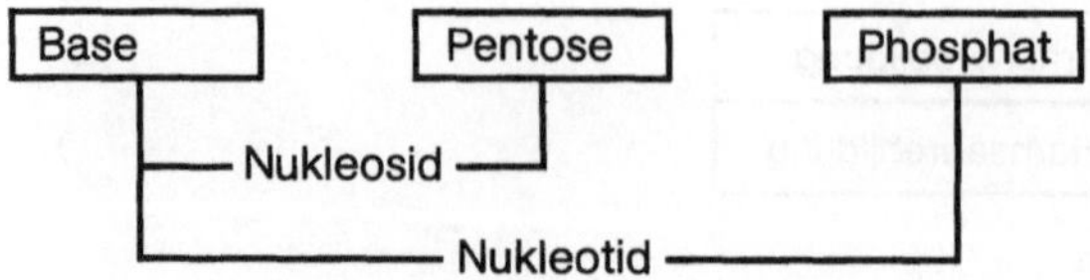

Abb. 2. Allgemeiner Bauplan von Nukleosiden und Nukleotiden

nennt man diese Tierarten auch urikotel, während Mensch und Säugetier ureotel sind.
Die Nahrungspurine führen nach ihrer Resorption, die je nach der Art der Purinquelle unterschiedlich ist, zur „exogenen Uratquote" (Abb. 1). DNS-Purine werden nur zu einem geringen Teil resorbiert. Aber dennoch wird nach Zufuhr zellkernreicher Lebensmittel häufig eine Erhöhung des Harnsäurespiegels festgestellt; hierüber gibt es klassische Versuche mit der Zufuhr von Bries. Die Purine aus RNS werden bereits zu etwa der Hälfte resorbiert, so daß auch alle Lebensmittel, die aus Organen mit hohem Eiweißumsatz stammen (z. B. Leber) bei reichlicher Zufuhr zur Erhöhung des Harnsäurespiegels führen können. Auch rasch wachsende oder reichlich eiweißsynthetisierende Pflanzen sind reich an RNS und entsprechende Lebensmittel sind bei diätetischen Vorschriften zu berücksichtigen. Letzten Endes wurde schon erwähnt, daß koenzymreiche Organe bzw. Gewebe ebenfalls zu einer Erhöhung der exogenen Uratquote führen können.
Die endogene Uratquote des Menschen beträgt etwa 350 mg/die, bei unserer üblichen Ernährung liegt die exogene Uratquote in der gleichen Größenordnung. Etwa 80% der Harnsäure wird mit dem Harn ausgeschieden, so daß man aus der Analyse des Tagesharnes gute quantitative Rückschlüsse auf den Purinumsatz ziehen kann.

2.2 Einführung in die Chemie der Purine

Man unterscheidet Basen, Nukleoside und Nukleotide. Abbildung 2 zeigt den allgemeinen Aufbau von Nukleosiden und Nukleotiden. Das Nukleosid setzt sich aus je einer Base und Pentose, das Nukleotid aus Base, Pentose und Phosphat zusammen.

2.2.1 Purinbasen

Die in den Nukleosiden und Nukleotiden vorkommenden Basen leiten sich vom Purin ab (Abb. 3).

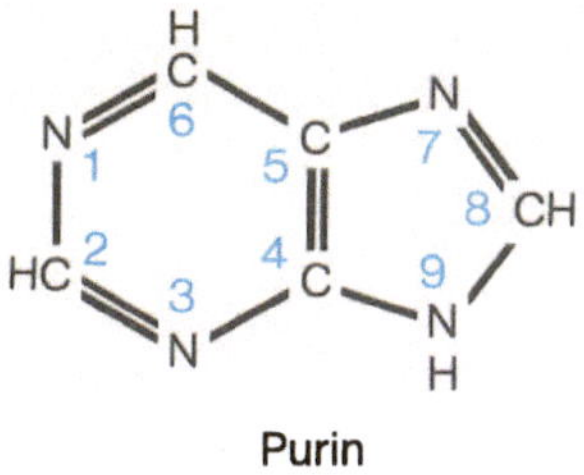

Purin

Abb. 3. Struktur des Purins mit Numerierung der einzelnen Positionen im Ring

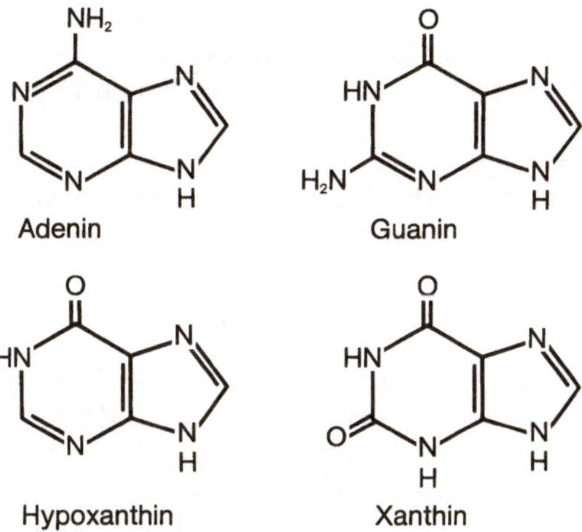

Abb. 4. Strukturformeln von Adenin, Guanin, Hypoxanthin und Xanthin

Die einzelnen Atome des Puringerüstes werden durch Zahlen bezeichnet. Durch Substitution von H-Atomen durch Hydroxy- oder Aminogruppen entstehen die in Nukleinsäuren vorkommenden Basen. Purine sind mäßig in Wasser löslich, Nukleoside besser, Nukleotide noch besser. Einige häufige Purinbasen sind in Abb. 4 dargestellt.

Adenin und Guanin kommen sowohl in der DNS als auch RNS vor. Freies Adenin findet sich in vielen Pflanzen, so z. B. im Tee und in der Zuckerrübe. Freies Guanin findet sich in bestimmten Körperteilen von Fischen, Amphibien und Reptilien sowie reichlich im Guano, aus dem es auch erstmals isoliert wurde. Für die menschliche Ernährung spielen die geringen Mengen freier Purine keine Rolle.

Durch enzymatische Desaminierung entsteht aus Adenin Hypoxanthin und aus Guanin Xanthin. Hypoxanthin ist in der Inosinsäure enthalten, die eine Schlüsselsubstanz der Purinsynthese darstellt. Hypoxanthin

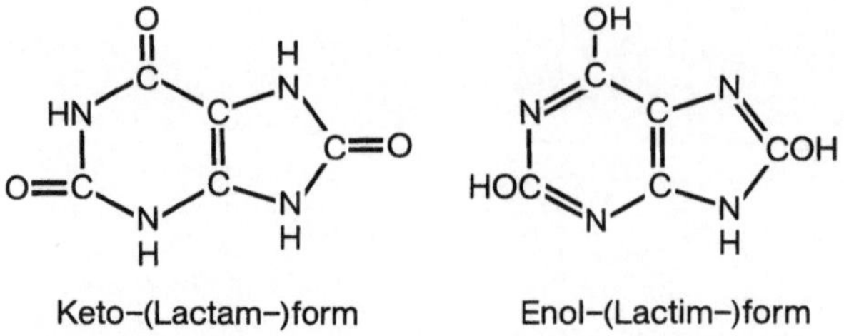

Keto–(Lactam–)form Enol–(Lactim–)form

Abb. 5. Harnsäure

und Xanthin sowie einige seiner Methylderivate treten im Harn auf. Das im Kaffee vorkommende Koffein und das im Tee nachweisbare Theophyllin sind Methylderivate des Xanthins. Sie werden vom Körper nicht zu Harnsäure oxydiert und spielen deshalb bei der Ernährungstherapie der Gicht keine Rolle.

Harnsäure (Abb. 5), eine zweibasige Säure, liegt als freie Harnsäure nahezu ausschließlich als Ketoform vor, die Salze leiten sich jedoch von der Enolform her. Bei neutraler Reaktion bildet Harnsäure monobasische, primäre Salze und erst bei stark alkalischer Reaktion dibasische sekundäre Urate. Physiologisch bedeutungsvoll sind deshalb nur die Monourate.

Die Löslichkeit von Natriumurat in Wasser beträgt 120 mg/100 ml, diejenige von Harnsäure 6,5 mg/100 ml (Wyngaarden u. Kelley, 1976). Das Löslichkeitsprodukt von Natriumurat beträgt $4{,}9 \times 10^{-5}$. Im Plasma ist die Löslichkeitsgrenze von Natriumurat bei einer Konzentration von 6,4 mg/100 ml erreicht. Im Harn sind die Löslichkeitsverhältnisse komplizierter, da Änderungen des pH-Wertes sowie der Salzkonzentration berücksichtigt werden müssen. Urate haben die Eigenschaft, übersättigte Lösungen zu bilden, die recht stabil sind, und in denen, selbst bei Anwesenheit von Alkaliionen, die Löslichkeit des Natriumurates in Wasser überschritten werden kann. Alkalische Reaktionen begünstigen das Auftreten dieser übersättigten Lösungen, doch werden sie auch bei den üblichen pH-Werten des Harns gebildet.

Für den Nachweis von Purinen ist ihre Eigenschaft, ultraviolettes Licht der Wellenlänge 250–270 mμ zu absorbieren, von Bedeutung. Spektrophotometrisch können sehr kleine Purinmengen eindeutig bestimmt und, zusammen mit chromatographischen Verfahren, auch identifiziert werden.

Die enzymatische Harnsäurebestimmung beruht auf der Oxydation von Harnsäure zu Allantoin mittels des Enzyms Urikase. Harnsäure hat ein Absorptionsmaximum bei 293 nm, Allantoin absorbiert bei dieser Wellenlänge nicht. Aus der Extinktionsabnahme im UV-Bereich bei 293 nm vor und nach Ablauf der enzymatischen Reaktion kann die

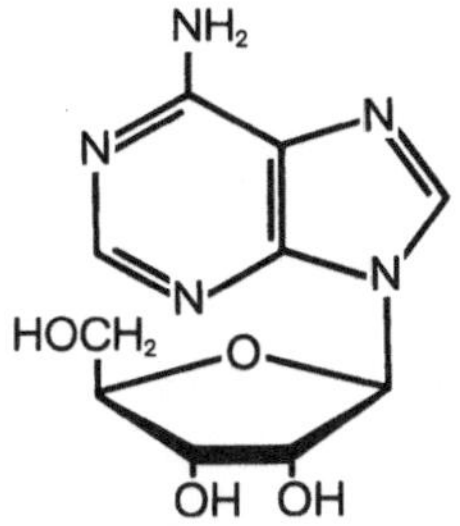

Adenosin

Abb. 6. Strukturformel von Adenosin

Harnsäurekonzentration berechnet werden; eine Enteiweißung ist nicht erforderlich. Die Harnsäureanalysen im Serum, Harn und anderem biologischem Material erfordern keinen großen Aufwand. Der enzymatischen Harnsäurebestimmung mit direkter Messung der Abnahme der Harnsäurekonzentration im UV-Bereich sollte aufgrund ihrer Spezifität, hohen Präzision und einfachen Handhabung gegenüber anderen Bestimmungsmethoden der Vorzug gegeben werden. Der hauptsächliche Nachteil des Verfahrens beruht auf dem apparativen Aufwand, da im Ultraviolettbereich gemessen werden muß. Aus dieser Situation hervor wurde von Kageyama (1971) eine kolorimetrische Bestimmung der Harnsäure entwickelt. Hierbei oxydiert das bei der Urikasereaktion gebildete Wasserstoffperoxyd mit Hilfe von Katalase Methanol zu Formaldehyd. Letzteres wird zu einem photometrierbaren Farbkomplex umgewandelt. Die mit der kolorimetrischen Methode von Kageyama bestimmten Serumharnsäurewerte zeigen eine gute Korrelation mit den üblichen Ultraviolettests. Mertz (1973) fand einen Korrelations-Koeffizienten von 0,99.
Die kolorimetrischen Verfahren zur quantitativen Harnsäurebestimmung sind den enzymatischen Methoden aufgrund ihrer geringen Spezifität sowie Harnsäureverlusten bei der Eiweißfällung unterlegen. Eine rasche qualitative Methode zum Harnsäurenachweis stellt die Murexidprobe dar. Nach Eindampfen mit Salpetersäure färbt sich der Rückstand, nach Zugabe von Ammoniak, violettrot.

2.2.2 Nukleoside

Nukleoside (Beispiel Abb. 6) bestehen aus einer Base und einer Pentose, Ribose oder Desoxyribose (Abb. 7).
Zwischen der Hydroxylgruppe am C-Atom 1 einer Pentose und einer NH-Gruppe einer Base besteht eine glykosidische C-N-Bindung. Im

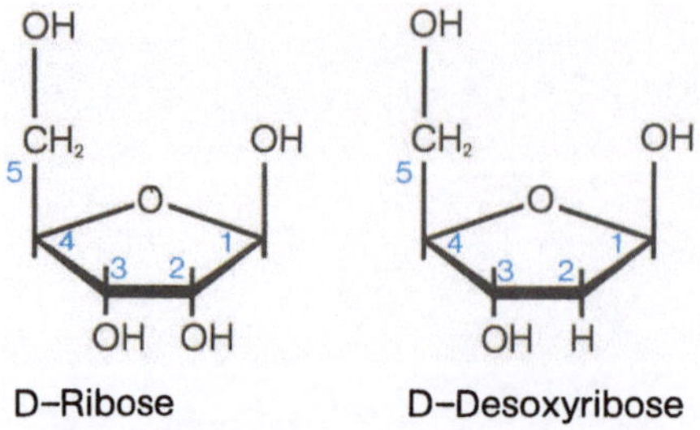

D-Ribose D-Desoxyribose

Abb. 7. Strukturformel von Ribose und Desoxyribose

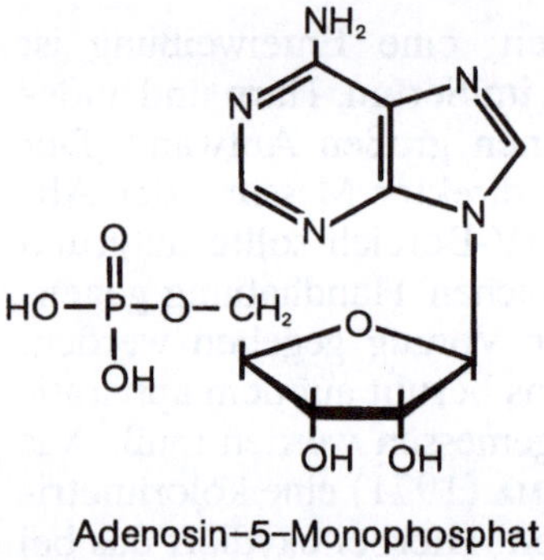

Adenosin-5-Monophosphat

Abb. 8. Strukturformel von Adenosin-5-monophosphat

allgemeinen wird die glykosidische Bindung von Purinnukleosiden am N-Atom 9 des Purinkerns geknüpft. Die Benennung der Purinnukleoside leitet sich von den jeweiligen Basenbestandteilen durch Anhängen der Endung -osin ab. Purinnukleoside sind z. B.: Adenosin, Guanosin, Inosin und Xanthosin. Die Benennung der Desoxyriboside erfolgt durch Anhängen von -desoxyribosid an die entsprechende Base; z. B. Guanindesoxyribosid.

2.2.3 Nukleotide

Durch Veresterung einer Hydroxylgruppe der Pentose eines Nukleosides mit Phosphat entsteht aus einem Nukleosid ein Nukleotid (Beispiel: Abb. 8). Die Veresterung erfolgt dabei am C-Atom 3 oder C-Atom 5 der Pentose (z. B.: Adenosin-5′-monophosphat, Adenosin-3′-monophosphat). Die Verknüpfung mehrerer Nukleotide zu Di-, Tri- oder Polynukleotiden sowie in den Nukleinsäuren erfolgt durch Phos-

phorsäurediester von C-3′ nach C-5′, in einigen Koenzymen auch durch Pyrophosphatverbindung.
Purinnukleotide sind Bausteine einer Reihe lebenswichtiger Verbindungen, nämlich der Nukleinsäuren einerseits und der purinhaltigen Koenzyme andererseits. In ihrer aktiven Form, d. h. als gruppenübertragende Koenzyme, enthalten verschiedene Vitamine der B-Gruppe Nukleotidbausteine. Das trifft z. B. für Riboflavin zu, das als Flavinadenindinukleotid oder als Flavinmononukleotid vorkommt.
Ein wichtiges energieübertragendes Koenzym ist das ATP. Die Phosphorsäureanhydridbindungen im ATP geben bei ihrer Hydrolyse sehr viel Energie ab, sie sind energiereich. Durch ihre Übertragung auf andere Stoffe können auch in diesen energiereiche Bindungen entstehen, die Synthesen ermöglichen. Die dabei gebildeten Produkte AMP oder ADP werden durch den energieliefernden Abbau der wesentlichsten Brennstoffe regeneriert, so daß ein Kreislauf des ATP zustande kommt.
Nukleinsäuren sind Polymere, die aus Ketten von Mononukleotiden bestehen, welche untereinander mit Phospho-Diester-Bindungen verknüpft sind. Man unterscheidet die DNS, die als Zucker die Desoxyribose enthält, und die RNS, in der Ribose vorliegt. Die DNS stellt das genetische Material unseres Körpers dar. Sie ist durch die festgesetzte Sequenz der vier Basen Adenin, Thymin, Guanin und Zytosin gekennzeichnet, wobei eine Sequenz von mindestens drei Basen benötigt wird, um eine Aminosäure zu beschreiben. Die Ribonukleinsäure ist mit der Eiweißsynthese eng verbunden.

2.3 Synthese und Stoffwechsel der Purine

2.3.1 Purinsynthese

Der Körper ist in der Lage, das Purinskelett, eine zweiringige heterozyklische Verbindung, aus sehr kleinen Bausteinen selbst aufzubauen. Dabei liefert Glyzin das C-Atom 4 und 5 sowie das Stickstoffatom 7, Formiat das C-Atom 2 und 8 sowie Kohlendioxyd das C-Atom 6 des Purinringes. Die Stickstoffatome 3 und 9 stammen vom Glutamin, das Stickstoffatom 1 kommt vom Aspartat (Abb. 9; Wyngaarden u. Kelley 1972). Endprodukt der Purinsynthese ist nicht Purin selbst, sondern Inosinmonophosphat, bzw. das in ihm enthaltene Hypoxanthin. Die einzelnen Schritte der Purinsynthese sind in Abb. 10 dargestellt.
Die Bildung von PRPP aus Ribose-5-phosphat und ATP stellt eine wichtige Reaktion dar, da PRPP sowohl für die Synthese von PRA als

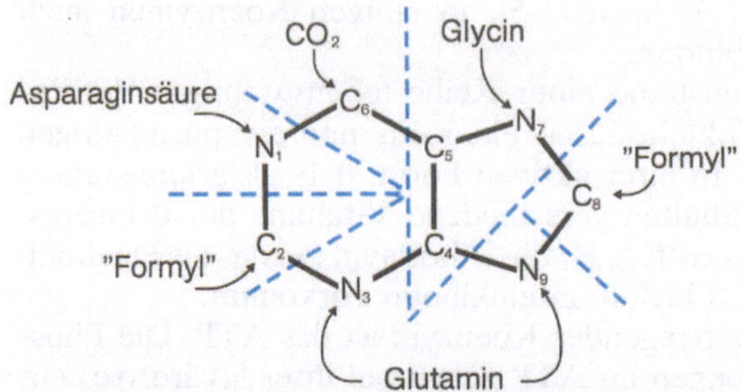

Abb. 9. Herkunft der Atome des Purinringes (Aus WANGAARDEN u. KELLEY 1972)

auch zum Aufbau von AMP, GMP, IMP und OMP aus Adenin, Guanin, Hypoxanthin bzw. Orotsäure benötigt wird (Abb. 11).
Die Synthese von PRA aus PRPP und Glutamin stellt den ersten spezifischen Schritt der Purinsynthese dar. Die Reaktion, die durch das Enzym Glutamin-Phosphoribosylprophosphat-Amidotransferase katalysiert wird, ist irreversibel und für die gesamte Purinsynthese geschwindigkeitsbestimmend. Aus PRA entsteht dann über eine Reihe von weiteren Zwischenstufen IMP.

2.3.2 Synthese und Umwandlung von Purinnukleotiden

IMP ist das gemeinsame Intermediärprodukt in der Synthese von AMP und GMP, die Bestandteile von Nukleinsäuren sind. Umwandlung und Abbau dieser Nukleotide sind in Abb. 12 dargestellt.
Bei der Synthese von GMP aus IMP wird zunächst XMP gebildet. Diese Reaktion wird durch das Enzym IMP-Dehydrogenase katalysiert. Aus XMP entsteht in Gegenwart von Glutamin, ATP, Mg^{++} sowie des Enzyms XMP-Aminase dann GMP. Dieses Nukleotid kann von der Zelle in Gegenwart des Enzyms GMP-Kinase sowie einer Nukleosiddiphosphokinase zu GDP und GTP phosphoryliert und in Gegenwart von GMP-Reduktase zu GMP desaminiert werden.
Bei der Synthese von AMP aus IMP wird zunächst AMP-S gebildet. Diese Reaktion wird durch das Enzym AMP-S-Synthetase katalysiert. Aus AMP-S entsteht in Gegenwart der Adenylsuccinase dann AMP. Dieses Nukleotid kann zu ADP und ATP phosphoryliert, zu Adenosin dephosphoryliert und mit Hilfe des Enzyms AMP-Desaminase zu IMP desaminiert werden.
Einige Reaktionen der Purinnukleotidumwandlung können durch verschiedene Substanzen (Purinanaloge, Imidazolnukleosidderivate, Ami-

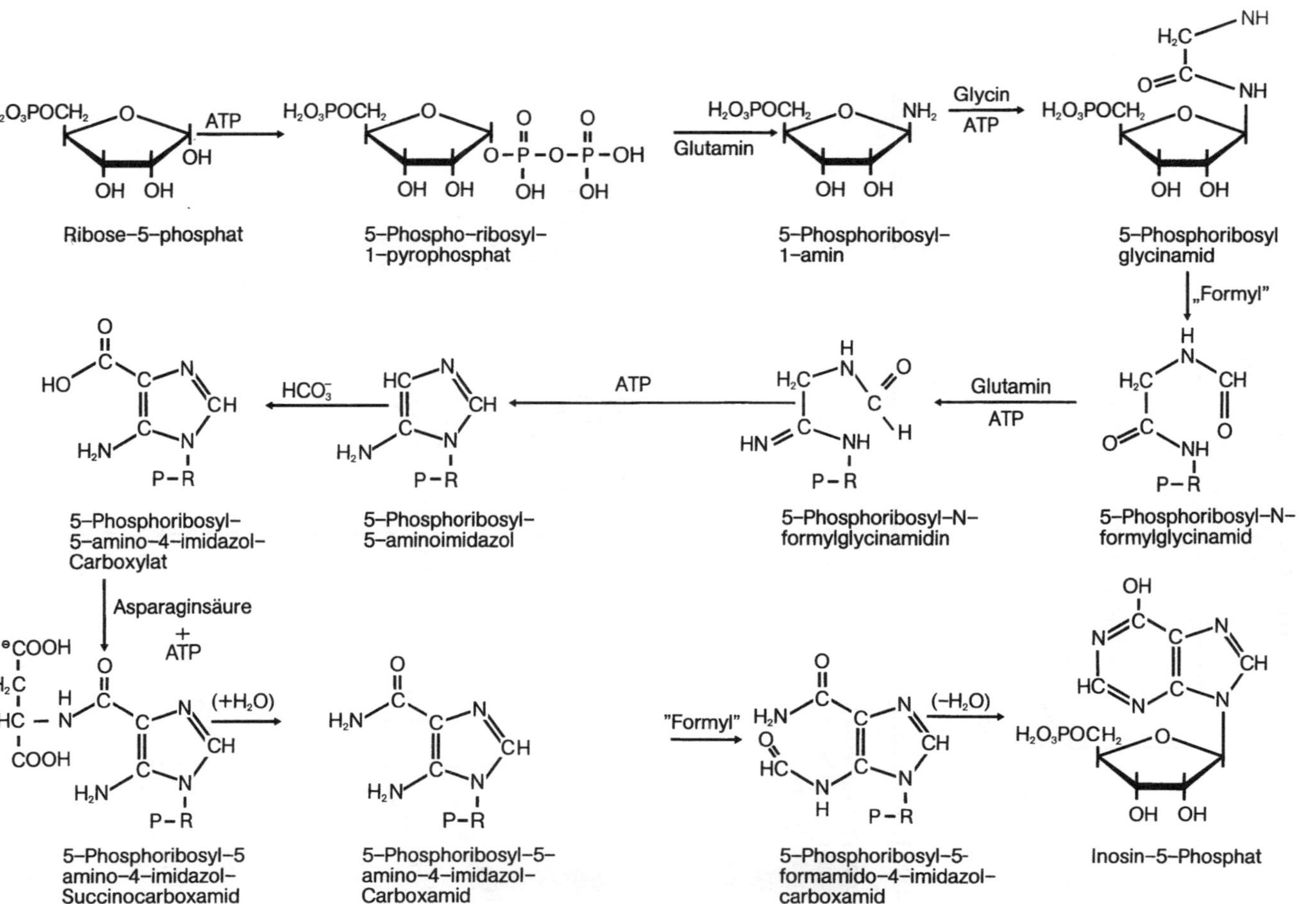

Abb. 10. Purinsynthese (Aus WYNGAARDEN u. KELLEY 1972)

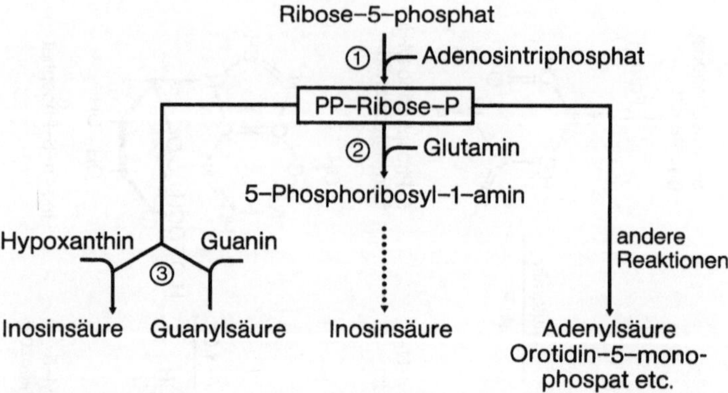

Abb. 11. Die Stellung von 5-Phosphoribosylpyrophosphat innerhalb des Purinstoffwechsels

1. PRPP-Synthetase
2. Glutamin-Phosphoribosylpyrophosphat-Amidotransferase
3. HGPRTase

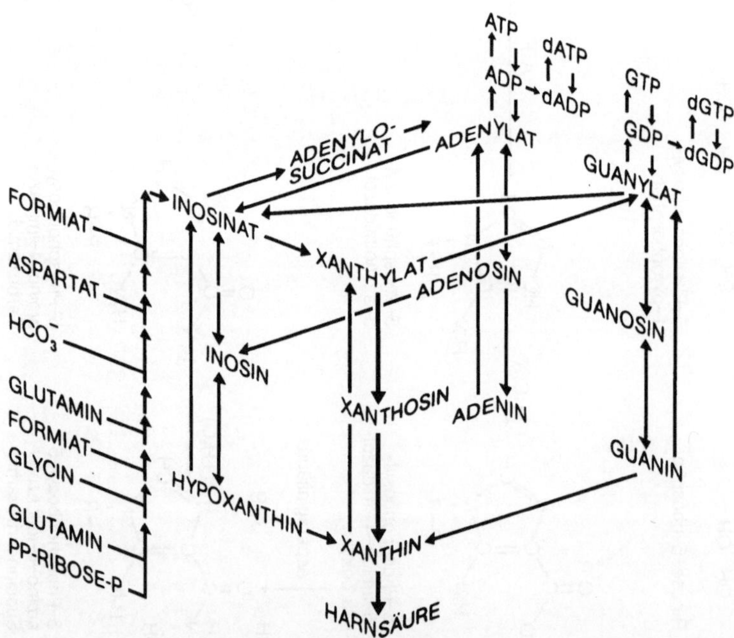

Abb. 12. Umwandlung, Reutilisation und Abbau von Purinen (Diese Art der Darstellung wurde von Henderson (1977) eingeführt)

nosäurenanaloge, etc.) gehemmt werden, woraus eine Beeinträchtigung des Wachstums von Tumorzellen resultiert.

2.3.3 Reutilisation von Purinen („salvage pathway“)

Die Purinnukleotide AMP, IMP und GMP können nicht nur durch die Purinsynthese, sondern auch aus den entsprechenden freien Basen gebildet werden (Abb. 12). Die Purinbasen können dabei entweder in Gegenwart von PRPP direkt zu ihren entsprechenden Nukleotiden umgewandelt (Reaktion I) oder zunächst zum Nukleosid aufgebaut und in Gegenwart von ATP zum Nukleotid phosphoryliert werden (Reaktion II).

Reaktion I: Base + PRPP $\longrightarrow$ Mononukleotid + PP

Reaktion II: Base + Ribose-1-phosphat $\rightleftharpoons$ Mononukleosid + P
Mononukleosid + ATP $\longrightarrow$ Mononukleotid + ADP

Adenin wird mit PRPP und dem Enzym APRTase zu AMP aufgebaut. Guanin, Hypoxanthin und zu einem ganz geringen Grade Xanthin können mit PRPP und dem Enzym HGPRTase direkt zu GMP, IMP und XMP umgewandelt werden. Die HGPRTase katalysiert auch die Umwandlung von 6-Thiopurin, 6-Thioguanin, 8-Azuguanin, Allopurinol und Oxipurinol zu ihren entsprechenden Nukleotiden. Beide Phosphoribosyltransferasen werden durch ihre Endprodukte gehemmt.
Die Bildung der Purinnukleoside aus Basen wird durch eine Purinnukleosidphosphorylase katalysiert, ein Enzym, das im Säugetiergewebe weit verbreitet ist und mit Guanin, Hypoxanthin und zu einem geringen Grade mit Xanthin reagiert (Wyngaarden u. Kelley 1976). Das Erythrozytenenzym reagiert nicht mit Adenin. Die Nukleoside werden durch Kinasen zu Nukleotiden aufgebaut. Die Phosphorylierung von Inosin oder Guanosin ist in tierischen Geweben beobachtet worden, in menschlichen Fibroblasten scheinen jedoch Kinasen nicht vorhanden zu sein (Wyngaarden u. Kelley, 1976).
Der Reutilisationsweg mit den Schlüsselenzymen APRTase und HGPRTase spielt in der Regulation des Purinstoffwechsels eine entscheidende Rolle. Eine verminderte oder nahezu fehlende Aktivität der HGPRTase führt zu einer vermehrten Harnsäuresynthese. Die klassische Krankheit, bei der durch nahezu vollständigen Verlust der HGPRTase-Aktivität eine stark vermehrte Harnsäurebildung zustande kommt, ist das Lesch-Nyhan-Syndrom. Bei dieser geschlechtsgebundenen Erbkrankheit kommt es neben den durch die Hyperurikämie bedingten klinischen Konsequenzen zu charakteristischen neuropsychia-

trischen Symptomen. Choreoathetose, Spastik, Selbstverstümmelungen sowie einer makrozytären Anaemie. Die Krankheit, die nur Knaben befällt, kann nicht nur biochemisch, sondern auch autoradiographisch in Fibroblastenkulturen nachgewiesen werden, wo Guanin oder Hypoxanthin nicht in Nukleinsäuren eingebaut wird. Eine verminderte HGPRTase-Aktivität kann auch bei erwachsenen Gichtpatienten mit vermehrter Harnsäurebildung beobachtet werden. Die vermehrte Harnsäuresynthese bei Patienten mit diesem Enzymdefekt ist wahrscheinlich auf eine verminderte Rückkoppelung der Purinsynthese durch unzureichende Bildung von IMP und GMP sowie auf eine erhöhte intrazelluläre Konzentration von PRPP (durch verminderten Verbrauch) zurückzuführen. Erwachsene Gichtpatienten mit verminderter Aktivität der APRTase sind ebenfalls beschrieben worden.

2.3.4 Abbau von Purinnukleotiden und Bildung von Harnsäure

Nukleotide werden durch Dephosphorylierung zunächst zu Nukleosiden abgebaut (Abb. 12). 5'-Nukleotidasen sowie alkalische und saure Phosphatasen hydrolysieren AMP, IMP, XMP und GMP zu Adenosin, Inosin, Xanthosin und Guanosin. Durch eine Purinnukleosidphosphorylase werden die drei zuletzt erwähnten Nukleoside dann zu den entsprechenden Basen abgebaut. Ein Verlust der Purinnukleosidphosphorylaseaktivität wird bei Patienten mit einer Störung der zellulären Immunität beobachtet. Adenosin wird nicht oder nur zu einem kleinen Anteil direkt zu Adenin umgewandelt.
Der Abbau von Adenosin erfolgt über die Bildung von Inosin. Dieser Schritt wird durch das Enzym Adenosindesaminase katalysiert, das in verschiedenen Molekülformen im menschlichen Gewebe angetroffen wird (van der Weyden u. Kelley, 1976). Im Jahre 1972 wurde erstmals bei Patienten mit Immundefizienz ein Verlust der Adenosindesaminaseaktivität beobachtet (Giblett et al., 1972). Die bei diesen Patienten beobachteten erhöhten Konzentrationen von Adenosin im Plasma ließen eine Störung des Purinstoffwechsels vermuten. Das Auftreten von „Antikörpermangelsyndromen" in Verbindung mit dem Aktivitätsverlust der Adenosindesaminase oder Purinnukleosidphosphorylase unterstreicht die enge Beziehung zwischen Purinstoffwechsel und Immunsystem.
Aus den Basen Hypoxanthin, Xanthin und Guanin wird Harnsäure gebildet. Guanin wird dabei durch eine Guanase zu Xanthin desaminiert. Hypoxanthin und Xanthin werden durch das Enzym Xanthinoxydase zu Harnsäure abgebaut. Beim Menschen wird Xanthinoxydase hauptsächlich in der Leber und in der Dünndarmmukosa angetroffen.

Das Enzym wirkt sowohl als Oxydase als auch als Dehydrogenase. Xanthinoxydase wird durch Allopurinol und Oxipurinol gehemmt. Die Verabreichung von RNS, Hypoxanthin oder Fruktose führt beim Menschen zu einem Anstieg der Aktivität der Xanthinoxydase in der Leber (MARCOLONGO et al., 1974). Eigene Untersuchungen (GRÖBNER et al., 1979) ergaben, daß die Xanthinoxydase des Dünndarms in vitro durch Purinnukleoside aktiviert wird. MARCOLONGO et al. (1974) geben an, daß bei einigen Gichtpatienten mit vermehrter Harnsäuresynthese eine erhöhte Aktivität der Leberxanthinoxydase besteht.

2.4 Abbau von Nukleinsäuren

2.4.1 Hydrolyse von Polynukleotiden

Durch verschiedene Nukleasen werden die Polynukleotidketten der Nukleinsäuren hydrolysiert. Die entstandenen Oligonukleotide werden dann durch Phosphodiesterasen zu 5'- und 3'-Mononukleotiden abgebaut. Letztere werden durch gruppenspezifische Nukleotidasen sowie unspezifische Phosphatasen zu Nukleosiden und Orthophosphat gespalten. Der weitere Abbau der Purinnukleoside zu den freien Basen und Ribose-1-phosphat erfolgt durch die Purinnukleosidphosphorylase.

2.4.2 Abbau von Nahrungsnukleoproteinen

Durch proteolytische Enzyme werden aus Nahrungsnukleoproteinen im Darmlumen Nukleinsäuren freigesetzt. Durch Nukleasen und Phosphodiesterasen werden diese teilweise dann zu Nukleotiden abgebaut und durch Nukleotidasen und Phosphatasen zu Nukleosiden dephosphoryliert. Nukleoside können aus dem Darm resorbiert oder durch Nukleosidphosphorylase zu freien Basen umgewandelt werden. Die Dünndarmmukosa enthält reichlich Nukleosidphosphorylase und Xanthinoxydase, so daß mit der Nahrung aufgenommene Nukleoproteinpurine in der Dünndarmschleimhaut zu Harnsäure abgebaut werden können (WYNGAARDEN u. KELLEY, 1976). Die entstandene Harnsäure kann resorbiert oder durch Darmbakterien gespalten werden.

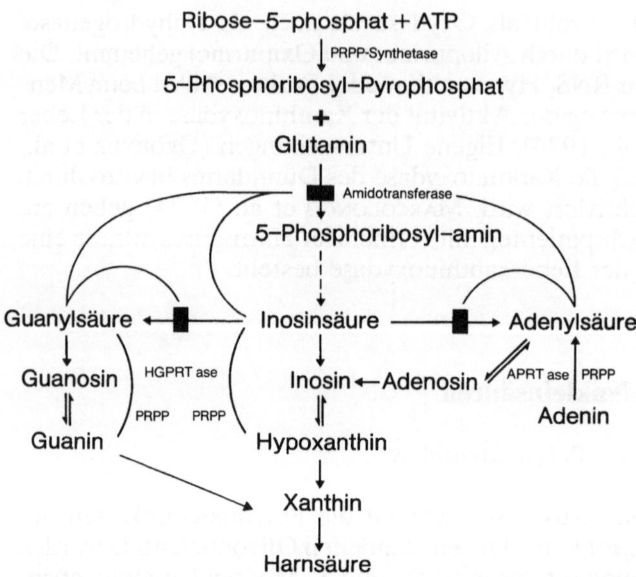

Abb. 13. Schematische Darstellung des Purinstoffwechsels und seiner Regulation

2.5 Regulation des Purinstoffwechsels

2.5.1 Regulation der Purinsynthese

Die Regulation der Purinsynthese ist schematisch in Abb. 13 dargestellt. Drei Faktoren spielen dabei eine wesentliche Rolle:

- die intrazelluläre Konzentration von PRPP,
- die intrazelluläre Konzentration von AMP, IMP und GMP,
- die Aktivität der Glutamin-Phosphoribosylpyrophosphat-Amidotransferase.

2.5.1.1 PRPP (5-Phosphoribosyl-1-pyrophosphat)

Kelley et al. (1970) konnten zeigen, daß in vivo Änderungen der intrazellulären PRPP-Konzentration mit Änderungen der Purinsynthese einhergehen. Diese Beobachtung konnte in kultivierten menschlichen Zellen bestätigt werden. Die Steigerung der Purinsynthese durch erhöhte intrazelluläre PRPP-Konzentration scheint dabei auf zwei Mechanismen zu beruhen:

PRPP liegt in der Zelle in geschwindigkeitslimitierenden Konzentrationen vor; die Michaeliskonstante der menschlichen Glutamin-Phospho-

ribosylpyrophosphat-Amidotransferase für PRPP beträgt 0,48 mM (Holmes et al., 1973 b) und übersteigt damit die physiologische intrazelluläre PRPP-Konzentration um das 10–100-fache. Die PRPP-Konzentration in Zellen von Patienten mit Verlust der HGPRTase-Aktivität oder erhöhter Aktivität der PRPP-Synthetase ist um das 2–20-fache höher als in Zellen Gesunder.
Holmes et al. (1973 a) konnten zeigen, daß die menschliche Glutamin-Phosphoribosylpyrophosphat-Amidotransferase in Form von zwei Molekülgrößen mit Molekulargewichten von 133,000 und 270,000 vorliegt. In Gegenwart der Purinnukleotide AMP, IMP und GMP wird die katalytisch aktive kleine Form des Enzyms in die katalytisch inaktive große Form des Enzyms umgewandelt, PRPP dagegen macht diesen Vorgang reversibel. Die katalytische Aktivität der Glutamin-Phosphoribosylpyrophosphat-Amidotransferase ist somit von dem Anteil des Enzyms abhängig, der als kleine Form vorliegt. Ein Anstieg der intrazellulären PRPP-Konzentration führt somit zum überwiegenden Auftreten der katalytisch aktiven kleinen Form des Enzyms, ein Anstieg der intrazellulären Konzentration von Purinnukleotiden verschiebt den Anteil beider Enzymformen zugunsten der katalytisch inaktiven großen Enzymform. Obgleich diese Ergebnisse mit unphysiologischen Konzentrationen von PRPP und Purinnukleotiden erzielt wurden, erscheint es nicht ausgeschlossen, daß auch unter physiologischen Bedingungen derartige Regulationsmechanismen bestehen.
Glutamin ist ein weiteres Substrat der Glutamin-Phosphoribosylpyrophosphat-Amidotransferase. Die Michaeliskonstante des menschlichen Enzyms für Glutamin beträgt 1,6 mM. Diese Konzentration entspricht etwa dem Glutaminspiegel im Plasma. Glutamin spielt gegenüber PRPP in der Regulation der Purinsynthese nur eine untergeordnete Rolle.

2.5.1.2 Purinnukleotide

Die intrazelluläre Konzentration von Purinnukleotiden stellt einen wichtigen Faktor in der Regulation der Purinsynthese dar. AMP, IMP und GMP hemmen die Glutamin-Phosphoribosylpyrophosphat-Amidotransferase. Die Hemmung geht mit einer Änderung der Molekülgröße des Enzyms einher. Holmes et al. (1973 b) konnten in vitro zeigen, daß Gemische von 6-OH und 6-NH_2-Purinnukleotiden (z. B. Inosin-5-phosphat und Adenosin-5-phosphat) die Aktivität der menschlichen Glutamin-Phosphoribosylpyrophosphat-Amidotransferase synergistisch inhibieren. Bei Patienten mit Verlust der HGPRTase-Aktivität (Lesch-Nyhan-Syndrom) führen die verminderte intrazelluläre Konzentration von IMP und GMP sowie eine erhöhte intrazelluläre PRPP-Konzentration (infolge verminderten Verbrauchs) zu einer gesteigerten Harnsäuresynthese.

2.5.1.3 Glutamin-Phosphoribosylpyrophosphat-Amidotransferase

Neben PRPP und den Purinnukleotiden stellt die Glutamin-Phosphoribosylpyrophosphat-Amidotransferase selbst einen wichtigen Faktor bei der Regulation der Purinsynthese dar. So ist es vorstellbar, daß strukturelle Änderungen des Enzyms zu einer erhöhten Affinität gegenüber PRPP bzw. Glutamin oder zu einer verminderten Sensitivität gegenüber AMP, IMP und GMP führen und auf diesem Wege eine gesteigerte Purinsynthese verursachen.

2.5.2 Regulation der Purinnukleotidumwandlung

Die bisherige Darstellung der Regulation des Purinstoffwechsels beschränkt sich auf die erste spezifische Reaktion der Purinsynthese, nämlich die Bildung von PRA. Aus PRA entsteht über eine Reihe von Zwischenprodukten IMP. Diese Verbindung wird entweder zur Synthese von AMP bzw. GMP herangezogen oder zu Inosin abgebaut. Die bisherigen Untersuchungen, vor allem mit bakteriellen Enzymen, ergaben, daß die Synthese von AMP und GMP einer Endprodukthemmung unterliegt.

2.6 Renale und enterale Harnsäureausscheidung

Harnsäure ist beim Menschen das Endprodukt des Purinstoffwechsels, dessen sich der Körper nur durch Ausscheidung entledigen kann. Von der täglich gebildeten Harnsäure im Körper unterliegen nach Sekretion in den Magen-Darmkanal etwa 20% der bakteriellen Uricolyse, 80% werden durch die Niere eliminiert. Für den Mechanismus der renalen Harnsäureausscheidung gilt heute die Theorie, daß Filtration, Rückresorption und tubuläre Sekretion beteiligt sind, als gesichert, nachdem bereits 1959 gezeigt worden war, daß der Mensch unter bestimmten Bedingungen Harnsäure tubulär sezernieren kann, und darauf hingewiesen wurde, daß die Besonderheiten der renalen Harnsäureausscheidung bzw. die Hyperurikämie bei den meisten Gichtkranken durch eine Störung der tubulären Harnsäuresekretion erklärt werden können (Zöllner, 1960). Während Yü und Gutmann (1953) jedoch eine voll-

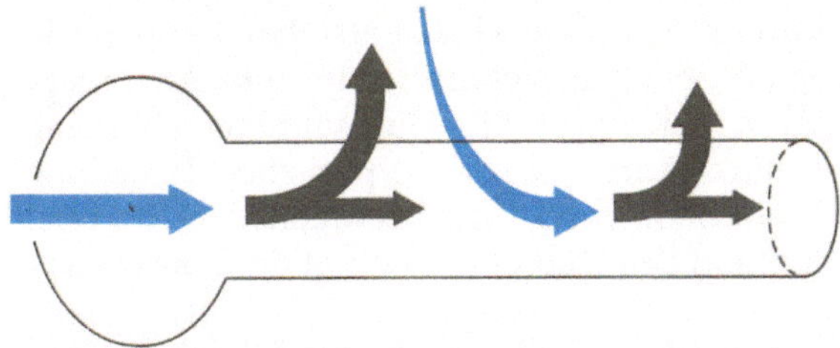

Abb. 14. Schematische Darstellung des tubulären Harnsäuretransportes (Nach STEELE, 1973). Nach glomerulärer Filtration wird Harnsäure im Tubulus zum größten Teil zunächst rückresorbiert. Durch Sekretion wird die Konzentration des nicht rückresorbierten Harnsäureanteils erhöht. Schließlich wird vor der endgültigen Harnsäureausscheidung ein Teil der intratubulären Harnsäure wieder rückresorbiert

ständige Ultrafiltrierbarkeit von Harnsäure annahmen, wird dies von einigen Autoren aufgrund von Untersuchungen über eine gewisse Eiweißbindung von Harnsäure (ca. 5% der Plasmaharnsäure) in Frage gestellt. Andere Autoren dagegen konnten in ihren in vitro Untersuchungen allerdings keine nennenswerte Eiweißbindung von Harnsäure finden (Zusammenfassung WYNGAARDEN u. KELLEY, 1976). Nach STEELE (1973) wird von der glomerulär filtrierten Harnsäure ein Teil im Tubulus rückresorbiert. Die Konzentration der nicht rückresorbierten Harnsäure wird dann durch tubulär sezernierte Harnsäure erhöht. Schließlich wird vor der endgültigen Ausscheidung ein Teil der intratubulären Harnsäure wieder rückresorbiert (Abb. 14).
Durch das Zusammenwirken von Filtration, Rückresorption und Sekretion ergibt sich bei normalem Harnsäurespiegel eine Harnsäureclearance von 8,7 ± 2,5 ml/min. Die Rückresorptions- und Sekretionsstellen von Harnsäure im Tubulus sind beim Menschen noch nicht genau bekannt, die Forschung auf diesem Gebiet ist nicht abgeschlossen.
Über die metabolischen Vorgänge beim tubulären Harnsäuretransport ist noch sehr wenig bekannt. Eine Reihe von Arzneimitteln hemmt Sekretion oder (und) Rückresorption, doch kann dieser Befund biochemisch noch nicht gedeutet werden, da keine ausreichenden Kenntnisse über die Wirkung der Verbindungen vorliegen. Eine Ausnahme bilden die Vitamin-K-Antagonisten vom Dicumarol- und Phenylindandiontyp, die durch Blockierung der Harnsäurerückresorption urikosurisch wirken, und von denen man annehmen darf, daß sie Reaktionen hemmen, an denen Vitamin-K-haltige Koenzyme beteiligt sind. Die urikosurische und hypoprothrombinämische Wirkung der Vitamin-K-Antagonisten gehen dabei nicht immer parallel (ZÖLLNER u. GRÖBNER, 1976).

Unter den Stoffen, welche die Harnsäureausscheidung beeinflussen, sind auch solche, die im Körper in großem Maße entstehen können wie Milchsäure, Benztraubensäure, β-Hydroxybuttersäure und Azetessigsäure. Besonders Milchsäure verringert die Harnsäureausscheidung stark, ähnlich β-Hydroxybuttersäure. Unter körperlicher Belastung (Milchsäureanstieg), nach Alkoholgenuß (Milchsäureanstieg) und bei der Ketose des Hungernden und des Diabetikers steigt der Harnsäurespiegel im Serum an.
Die enterale Harnsäureausscheidung stellt den hauptsächlichsten extrarenalen Ausscheidungsweg für Harnsäure beim Menschen dar und beträgt etwa ein Fünftel der täglich umgesetzten Harnsäure. Die Harnsäure gelangt über Speichel, Magensaft, Galle, Pankreas- und Darmsekret ins Darmlumen. Die tägliche Harnsäureausscheidung über den Speichel beträgt 30–50 mg, die Harnsäurekonzentration im Magensaft 5–10 mg/l. Täglich werden über Speichel, Magensaft und Galle beim Gesunden ca. 100 mg Harnsäure eliminiert, hinzu kommt noch der Anteil über Pankreas- und Darmsekret. Über den Mechanismus des Harnsäuretransports in das Darmlumen ist fast nichts bekannt.
Im Gastrointestinaltrakt wird Harnsäure durch bakterielle Enzyme hauptsächlich zu NH_3 und CO_2 abgebaut. Ein Teil der durch Urikolyse entstandenen Intermediärprodukte wird resorbiert und über Harn und Atemluft ausgeschieden, bzw. zur Harnstoffsynthese verwendet.

2.7 Exogene Beeinflussung des Harnsäurestoffwechsels

2.7.1 Purinarme und purinfreie Diät

Untersuchungen über den langfristigen Einfluß von Kostformen auf den Harnsäurestoffwechsel sollten grundsätzlich nur mit Versuchsdiäten durchgeführt werden, deren Puringehalt berechnet werden kann, besser noch deren gesamte Zusammensetzung bekannt ist. Die Versuchsdiäten müssen dabei isoenergetisch sein, d. h. das Körpergewicht konstant halten, da Änderungen der Energiezufuhr auch Effekte auf den Harnsäurestoffwechsel haben können. Es ist notwendig, die einzelnen Versuchsperioden solange fortzusetzen, bis ein steady state der untersuchten Parameter eintritt.
Unter einer purinarmen isoenergetischen Diät mit einem Purin-N von weniger als 10 mg/1000 kcal (10 mg/4200 kJ) und einer Eiweißzufuhr von 10 Energieprozent stellte sich bei fünf gesunden Personen innerhalb von neun bis zehn Tagen ein mittlerer Serumharnsäurespiegel von

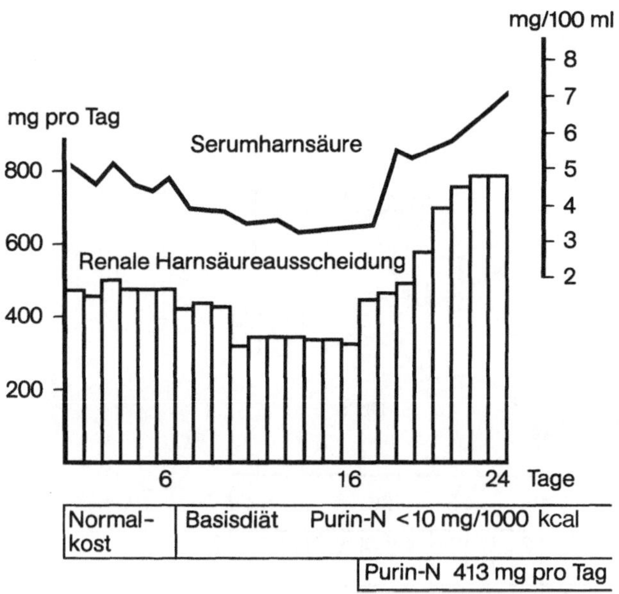

Abb. 15. Verhalten von Serumharnsäure und Harnsäureausscheidung im 24-Std-Urin unter Normalkost, streng purinarmer Basisdiät und nach Zulage von Ribonukleinsäure bei einer gesunden Versuchsperson (Modifiziert nach Gröbner u. Zöllner, 1971)

3,8 mg/100 ml sowie eine mittlere renale Harnsäureausscheidung von 365 mg/die ein (Zöllner u. Gröbner, 1970; Beispiel Abb. 15). Waslien et al. (1968) beobachteten bei gesunden Versuchspersonen unter purinarmer Kost nach drei bis sechs Tagen einen mittleren Serumharnsäurespiegel von 4,9 mg/100 ml sowie eine durchschnittliche renale Harnsäureausscheidung von 373 mg/die. Unter einer isoenergetischen purinfreien Formeldiät stellten Zöllner und Griebsch (1973) bei 11 gesunden Versuchspersonen innerhalb von 10 Tagen einen Abfall des Serumharnsäurespiegels von durchschnittlich 4,9 mg/100 ml auf 3,1 mg/100 ml fest, während sich die renale Harnsäuretagesausscheidung von 500–600 mg/die auf durchschnittlich 330 mg täglich verminderte.

2.7.2 Nahrungspurine

Um die Wirkung von Nahrungspurinen zu untersuchen, setzt man einer isoenergetischen Diät am zweckmäßigsten RNS zu, denn RNS ist die vorherrschende Purinquelle in unseren Lebensmitteln. Unter RNS-Zu-

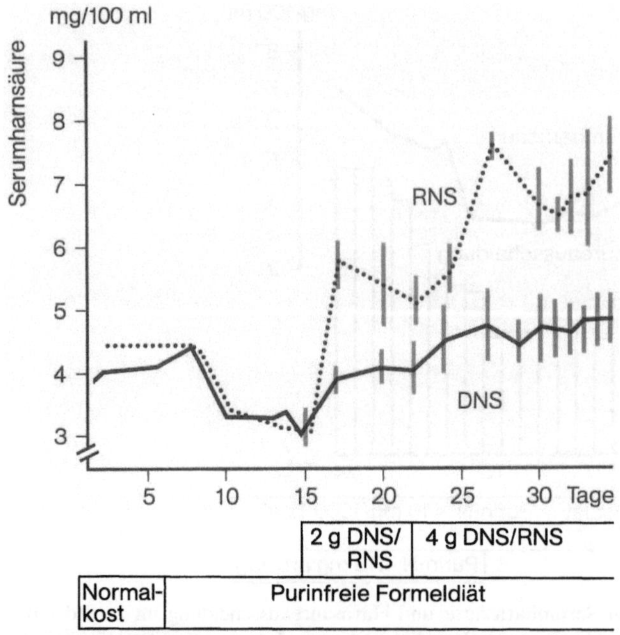

Abb. 16. Verhalten der mittleren Serumharnsäurespiegel (mit Standardabweichung des Mittelwertes) bei Zufuhr von RNS und DNS (Nach ZÖLLNER et. al., 1972)

lage nehmen dabei die Serumharnsäure (Abb. 16) und die renale Harnsäureausscheidung zu, bis sie etwa nach einer Woche einen neuen *steady state* erreichen.

Wird die RNS-Zulage weiter erhöht, so kommt es zu einem weiteren Anstieg der Werte. Über einen Bereich von 0–4 g RNS-Zulage – einem Bereich, der größer ist als die übliche Aufnahme von Nahrungspurinen bei uns – sind dabei die Zunahme der Serumharnsäure und der Harnsäureausscheidung im Urin der RNS-Zulage proportional (ZÖLLNER et al., 1972). Wird der gleiche Versuch mit DNS durchgeführt, so erhält man grundsätzlich die gleichen Resultate (Abb. 16). Der Anstieg von Serumharnsäure und renaler Harnsäureausscheidung unter DNS-Zufuhr ist im Vergleich zur RNS-Zulage jedoch geringer. Berechnungen der aufgrund der von ZÖLLNER et al. (1972) gewonnenen Untersuchungsergebnisse ergaben, daß 1 Gramm RNS zu einem Anstieg der Plasmaharnsäure um 0,9 mg/100 ml führt, während unter der gleichen Dosis DNS der Anstieg nur 0,4 mg/100 ml beträgt (Abb. 17). Die entsprechenden Werte für die renale Ausscheidung der Harnsäure betragen 140 mg/die pro 1 g RNS bzw. 68 mg/die pro 1 g DNS. Bei

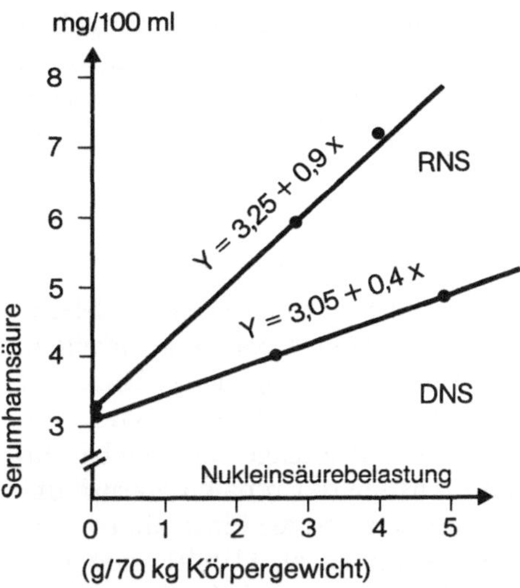

Abb. 17. Lineare Regression zwischen der Höhe der RNS- und DNS-Belastung und dem Serumharnsäurespiegel (Nach ZÖLLNER et al., 1972)

familiären Hyperurikämikern ergibt die Zulage von RNS und DNS im Vergleich zu Gesunden etwa 50% höhere Plasmaharnsäurespiegel, während die renale Harnsäureausscheidung nicht von den Kontrollen abweicht. Auch Ernährungsversuche zeigen also die verminderte Fähigkeit der Hyperurikämiker, Harnsäure renal auszuscheiden. Werden die Nukleotide AMP und GMP verabreicht, so ist, bezogen auf den Gehalt an Purinen, der Anstieg der Serumharnsäure und der Harnsäureausscheidung wesentlich größer als nach RNS- oder DNS-Gabe. Dies ist auf unterschiedliche Resorptionsraten zurückzuführen.

Vergleicht man die renale Mehrausscheidung von Harnsäure mit der Menge der oral zugeführten Purine, so ergibt sich, daß im Falle der Nukleotide 80%, der RNS 50% und der DNS 25% der verabreichten Purine als Harnsäure wiedergefunden werden. Da etwa 20% der Harnsäure in den Verdauungstrakt ausgeschieden werden, darf man annehmen, daß die Resorption aus AMP und GMP quantitativ ist, während von den Purinen der RNS 60%, von denen der DNS 30% resorbiert werden.

Der unterschiedliche Anstieg von Serumharnsäure und renaler Harnsäureausscheidung nach Gabe von RNS und DNS beruht wahrscheinlich auf der unterschiedlichen Hydrolysierbarkeit beider Nukleinsäuren. Diese Ergebnisse zeigen, daß nicht alle Purinquellen in Lebensmitteln den gleichen Einfluß auf Plasmaharnsäure und renale Harnsäureausscheidung haben, selbst wenn man sie bezüglich ihres Puringehaltes standardisiert. Die üblichen Angaben für den Gesamtpuringehalt von Lebensmitteln werden dadurch in ihrem Wert deutlich eingeengt. Für die tägliche Praxis der Diätetik kann man die Purine der meisten Lebensmittel so ansehen, als ob sie bevorzugt in RNS enthalten wären.

2.7.3 Eiweiß

Eine Mehrzufuhr von Eiweißstickstoff führt zu einer geringen Mehrausscheidung von Harnsäurestickstoff. Die Zulage von 10 g Eiweiß zu einer proteinarmen Diät ergab in den Untersuchungen von Bien und Mitarbeiter (1953) eine Mehrausscheidung von 50 mg Harnsäure pro Tag. Waslien et al. (1968) beobachteten nach Zulage von 75 g Eiweiß zu einer proteinfreien Diät nur einen Anstieg der renalen Harnsäureausscheidung um durchschnittlich 38 mg während die Plasmaharnsäure unter die Kontrollperiode abfiel. Bowering et al. (1969) wiederum fanden bei Steigerung des Proteinanteils einer purinfreien Formeldiät eine vermehrte renale Harnsäureausscheidung bei fast unverändertem Plasmaspiegel. Eiweiß hat also eine urikosurische, d. h. die Harnsäureausscheidung fördernde Wirkung. Nimmt man die Harnsäureausscheidung als Maß für die Harnsäurebildung, so führen nach Bien et al. (1953) 10 g Eiweiß zu 50 mg Harnsäure. Die Eiweißzufuhr in Deutschland beträgt zur Zeit 10–15 Energieprozent, d. h. die empfohlene Eiweißzufuhr 0,9 g pro kg Körpergewicht. Würde beim Menschen das gesamte Eiweiß zu Harnsäure abgebaut werden, so müßten aus 75 g Eiweiß (12 g Stickstoff) 36000 mg Harnsäure entstehen, d. h. aus 10 g Eiweiß (1,6 g Stickstoff) müßten 4800 mg Harnsäure gebildet werden. Die Verabreichung von zusätzlich 10 g Eiweiß führt jedoch nur zu einer Harnsäuremehrausscheidung von 50 mg. Dies bedeutet, daß nur 1% des Eiweißstickstoffes in Harnsäure überführt wird, der Mensch also in keiner Weise Uricotel ist. Bezieht man sich auf die Angaben von Waslien und Mitarbeiter (1968), so ist dieser Anteil wesentlich geringer. Einzellige Organismen, z. B. Hefen oder Algen, gewinnen als Proteinquellen zunehmende Bedeutung. Ihr hoher Gehalt an Nukleinsäuren (4–6%) ist jedoch von Nachteil. So beobachteten Griebsch und Zöllner (1971), daß bei gesunden jungen Versuchspersonen der Harnsäurespiegel über die obere Normgrenze erhöht wird, wenn Algen (Scenedesmus obliquus) als einzige Proteinquelle in Mengen verabfolgt werden, die zur Aufrechterhaltung des Stickstoffgleichgewichts nötig sind, selbst wenn die Nahrung keine andere Purinquelle enthält. Als einzige Quelle für Nahrungseiweiß können Algen und andere Einzeller nicht eingesetzt werden, ohne daß ihr hoher Nukleinsäuregehalt gesenkt wird.

2.7.4 Alkohol

Große Mengen Alkohol führen über eine Erhöhung des Laktatspiegels zu einer verminderten renalen Harnsäureausscheidung und erhöhen dadurch den Plasmaharnsäurespiegel. Die Laktatkonzentration muß dabei einen Wert von 15 mg/100 ml übersteigen, bei 30 mg/100 ml wird die Ausscheidung von Harnsäure schon fast völlig unterdrückt. Die Aufnahme von 112–135 g Äthanol innerhalb von zwei bis vier Stunden führt zu einem ausgeprägten Anstieg des Serumharnsäurespiegels. Möglicherweise besitzt Alkohol auch einen Einfluß auf die Harnsäuresynthese. Dem Alkohol kommt bei der Auslösung von Gichtanfällen anläßlich von Festen, etc. eine entscheidende Bedeutung zu.

2.7.5 Fruktose

Die schnelle intravenöse Zufuhr einer hohen Dosis Fruktose (1,5 g/kg KG/Std.) führt zu einem Anstieg von Serumharnsäure und renaler Harnsäureausscheidung. Die Zufuhr von Sorbit und Xylit hat die gleiche Wirkung bei bereits sehr viel geringeren Zufuhrraten. Dieser Anstieg der Serumharnsäure und renalen Harnsäureausscheidung unter Fruktose ist auf einen vermehrten Verbrauch an ATP zur Phosphorylierung und anschließenden Abbau von Adeninnukleotiden in der Leber mit Bildung von Inosin, Hypoxanthin, Xanthin und Harnsäure zurückzuführen. Die entstehende Hyperlaktatacidämie spielt vergleichsweise nur eine untergeordnete Rolle. Die parenterale Zufuhr von Fruktose führt beim Menschen auch zu einem Abfall der Konzentration von PRPP und Ribose-5-phosphat in den Erythrozyten.
Die chronische orale Verabreichung von 250 g Fruktose täglich führt ebenfalls zu einem Anstieg von Serumharnsäure und renaler Harnsäureausscheidung im Urin. 100 g Fruktose täglich (entsprechend 200 g Zucker) beeinflussen dagegen die Harnsäurekonzentration im Serum und Urin nicht nennenswert (Zusammenfassung Emmerson 1978).

2.7.6 Übergewicht und Gewichtsabnahme

Es entspricht einer allgemeinen klinischen Erfahrung, daß viele Gichtkranke übergewichtig sind. In der Literatur findet man nicht selten eine Häufigkeit des Übergewichtes bei Gicht von 40–70%. Die Zahlen für Patienten mit asymptomatischer Hyperurikämie reichen von einer Häufigkeit des Übergewichtes von etwa 50% über eine geringgradige

Korrelation zwischen Harnsäurespiegel und Körpergewicht bis zu Untersuchungen, die im Durchschnitt keinen Unterschied des Körpergewichts von Hyperurikämikern und Personen mit normalen Harnsäurespiegeln feststellen können. Während manche Autoren eine Beziehung zwischen Körpergewicht und Höhe des Serumharnsäurespiegels fanden, konnten GRIEBSCH und ZÖLLNER (1973) bei Untersuchungen von insgesamt 1024 Personen eine derartige Beziehung statistisch nicht sichern.

Über den Mechanismus der Beeinflussung des Harnsäurestoffwechsels durch das Übergewicht ist wenig bekannt; die vermehrte Nahrungsaufnahme (Purinzufuhr) könnte eine Rolle spielen. Es ist nicht klar, in welchem Ausmaß metabolische oder renale Faktoren oder eine Kombination beider beteiligt sind. Befunde, die einen veränderten Harnsäurestoffwechsel des Übergewichtigen beschreiben, stehen vorerst noch isoliert da.

Nach Gewichtsreduktion stellt sich ein niedrigerer Serumharnsäurespiegel ein. So fanden NICHOLLS und SCOTT (1972) bei 15 übergewichtigen Patienten nach einem Gewichtsverlust zwischen 4–22 kg, d. h. 4–18% des Ausgangsgewichtes, einen durchschnittlichen Abfall des Serumharnsäurespiegels von 7,0 auf 6,2 mg/100 ml. Dieser Abfall war statistisch signifikant. Zur Erzielung konstanter Bedingungen erhielten die Patienten vor Bestimmung des Serumharnsäurespiegels jeweils acht Tage lang eine purinarme Diät. Zwischen dem Ausmaß des Gewichtsverlustes und dem Abfall des Serumharnsäurespiegels fanden diese Autoren eine signifikante Korrelation. Im Gegensatz zum Verhalten der Serumharnsäure konnten die Autoren nach Gewichtsverlust jedoch keine signifikante Änderung der renalen Harnsäureausscheidung feststellen.

Drastische Gewichtsabnahmen durch Fasten gehen infolge der entstehenden Ketoazidose mit einem Anstieg des Serumharnsäurespiegels einher. So werden bei der sogenannten Nulldiät nicht selten Harnsäurewerte über 12 mg/100 ml festgestellt.

Abkürzungen

AMP	Adenosin-5-monophosphat, Adenylsäure
ADP	Adenosin-5-diphosphat
ATP	Adenosin-5-triphosphat
AMP-S	Adenylsuccinylsäure
CMP	Cytidin-5-monophosphat
CDP	Cytidin-5-diphosphat
CTP	Cytidin-5-triphosphat

GMP	Guanosin-5-monophosphat, Guanylsäure
GDP	Guanosin-5-diphosphat
GTP	Guanosin-5-triphosphat
IMP	Insoin-5-monophosphat, Inosinsäure
OMP	Orotidin-5-monophosphat
PRPP	5-Phosphoribosyl-1-pyrophosphat
PRA	Phosphoribosylamin
UMP	Uridin-5-monophosphat
UDP	Uridin-5-diphosphat
UTP	Uridin-5-triphosphat
XMP	Xanthosin-5-monophosphat
DNS	Desoxyribonukleinsäure
RNS	Ribonukleinsäure

AMP-S-Synthetase	Adenylsuccinylsäure-Synthetase
AMP-Desaminase	Adenosinphosphat-Desaminase
APRTase	Adeninphosphoribosyltransferase
GMP-Kinase	Guanosinphosphat-Kinase
GMP-Reduktase	Guanosinphosphat-Reduktase
HGPRTase	Hypoxanthinguaninphosphoribosyltransferase
IMP-Dehydrogenase	Inosinphosphat-Dehydrogenase
PRPP-Synthetase	Phosphoribosylpyrophosphat-Synthetase
XMP-Aminase	Xanthosinphosphat-Aminase
XMP-Synthetase	Xanthosinphosphat-Synthetase

3 Harnsäurepool und Harnsäureumsatz

W. Löffler

Die Gesamtmenge der im Körper vorhandenen Harnsäure wird als Harnsäurepool bezeichnet. Seine Größe ist abhängig von der Harnsäurezufuhr in den Pool einerseits, der Ausfuhr andererseits. Beim Menschen gelangt Harnsäure sowohl durch Oxydation von Purinen, die der Körper selbst gebildet hat, als auch durch Oxydation von Nahrungspurinen in den Pool. Als endogene Uratquote wird die aus der körpereigenen Purinsynthese hervorgegangene, als exogene Uratquote die aus den Nahrungspurinen stammende Harnsäure bezeichnet. Die Zufuhr zum Pool wird durch die Harnsäurekonzentration in den Körperflüssigkeiten nicht beeinträchtigt, dagegen ist die Ausscheidung konzentrationsabhängig. Da die körpereigene Synthese, soweit bekannt, nicht durch exogene Purinzufuhr beeinflußt wird, ist die Größe des Harnsäurepools letzten Endes eine Funktion der Purinzufuhr mit der Nahrung einerseits und der Ausscheidungsmechanismen andererseits, es sei denn, es liegt eine pathologisch vermehrte endogene Synthese zugrunde. Diese kann angeboren (z. B. Lesch-Nyhan-Syndrom) oder erworben sein (Leukämien und Polyzythämie, hämolytische Anämien, Infekte, Zytostatikatherapie).

Als Harnsäureumsatz wird die pro Zeiteinheit durch den Pool fließende Harnsäuremenge bezeichnet. Eine Bestimmung dieser Größe ist nur dann sinnvoll, wenn Zufuhr und Ausscheidung gleich groß sind, d. h. ein *steady state* besteht, oder der Pool zu Beginn und am Ende des betrachteten Zeitraums gleich groß ist. Man kann den Harnsäureumsatz als pro Zeiteinheit umgesetzten Teil des Pools oder als pro Zeiteinheit umgesetzte Harnsäuremenge angeben. Die hierfür geeignete Zeiteinheit ist der Tag, da beim erwachsenen Menschen jeweils nach 24 Std der annähernd gleiche Stoffwechselzustand wieder hergestellt ist, es sei denn, es liegen besondere experimentelle oder krankhafte Bedingungen vor. Die Messung des Harnsäureumsatzes erfolgt also am zweckmäßigsten als Pool/Tag oder mg/Tag.

Der Harnsäurepool ist während des Tagesablaufs keine konstante Größe. Zu bestimmten Zeiten, z. B. nach der Zufuhr purinhaltiger Mahlzeiten oder nach Alkoholgenuß, nimmt er zu, zu anderen Zeiten nimmt er ab. Im Falle der Harnsäure sind jedoch diese Schwankungen im Vergleich zur Poolgröße gering. Die Poolgröße gesunder erwachsener Männer beträgt etwa 800–1600 mg; die üblichen Isotopenmethoden ergeben, daß davon zwischen 40–95% (entsprechend 550–1100 mg) an einem Tag umgesetzt werden.

3.1 Methoden zur Bestimmung von Harnsäurepool und Harnsäureumsatz

Der Harnsäurepool wird einerseits durch die Purinsynthese im Körper, andererseits durch die Purinzufuhr mit der Nahrung gespeist. Die körpereigene Purinsynthese wird wahrscheinlich durch ihre eigenen Produkte bereits maximal gehemmt und ist deshalb weitgehend konstant (ZÖLLNER u. GRÖBNER, 1977). Dagegen unterliegt die orale Purinzufuhr sehr starken Schwankungen. Um bei der Untersuchung von Poolgröße und Umsatz verläßliche Ergebnisse zu erzielen, sind deshalb definierte Ernährungsbedingungen erforderlich. Früher wurden dazu aus üblichen Lebensmitteln zusammengesetzte purinarme Diäten verwendet, so daß über die endogene Synthese nur näherungsweise Angaben gemacht werden konnten. Heute dient als Basiskost für Untersuchungen des Harnsäurestoffwechsels eine völlig purinfreie flüssige Formeldiät. Da darüberhinaus die verschiedenen Purinkörper in chemisch reiner Form zur Verfügung stehen, können heute endogene Harnsäuresynthese sowie die Harnsäurebildung bei oraler Gabe der verschiedenen Purinkörper, also die exogene Uratquote, exakt ermittelt werden. Ein *steady state* wird, wie bei jeder Ernährungsumstellung, erst nach einigen Tagen erreicht; mit den eigentlichen Messungen wird deshalb frühestens nach einer Woche begonnen.
Die Messungen des Umsatzes ausschließlich harnpflichtiger Stoffwechselprodukte ist unter den eingangs geschilderten Voraussetzungen einfach, es genügt dazu die Bestimmung der zu untersuchenden Substanz im 24-Std-Urin. Die Harnsäureausscheidung im 24-Std-Urin spiegelt jedoch nur einen Teil ihres Umsatzes wider, da ein Anteil von 15–30% in den Gastrointestinaltrakt sezerniert und dort bakteriell abgebaut wird. Eine direkte Messung des Gesamtumsatzes ist folglich nur unter Herstellung unphysiologischer Verhältnisse (Bakteriostase des Darms) möglich. Man verwendet deshalb indirekte Methoden.
Zur Bestimmung von Harnsäurepool und Harnsäureumsatz stehen zwei grundsätzlich verschiedene Methoden zur Verfügung. Einmal können diese Größen bei Kenntnis einiger physikochemischer und physiologischer Daten aus Serumharnsäurekonzentration, renaler Harnsäureausscheidung und Körpergewicht näherungsweise errechnet

werden. Zum anderen lassen sie sich aus dem Isotopengehalt der Urinharnsäure nach intravenöser Gabe markierter Harnsäure ermitteln (Isotopenverdünnungsmethode).

3.1.1 Berechnung aus Plasmaharnsäurekonzentration, renaler Harnsäureausscheidung und Körpergewicht

Die Errechnung des Harnsäurepools erfolgt nach ZÖLLNER (1960) aus Plasmaharnsäurekonzentration und Körpergewicht nach folgender Formel:
Harnsäurepool [mg] =
0,254 × Körpergewicht [kg] × Plasmaharnsäurekonzentration [mg/l]
Diese Berechnung geht von folgenden Annahmen aus:

1. Das Harnsäuremolekül liegt unter physiologischen Verhältnissen in Plasma und Geweben zum überwiegenden Teil als Mononatriumurat vor, verhält sich also wie ein einwertiges Anion, das frei durch den Extrazellulärraum diffundiert. Seine Verteilung im Extrazellulärraum kann deshalb derjenigen des Bromidions gleichgesetzt werden. Der Bromidraum beträgt 0,234 × Körpergewicht [kg].
2. Zusätzlich ist Harnsäure in den Erythrozyten nachweisbar. Die Konzentration entspricht hier ungefähr der halben Plasmakonzentration, der zusätzliche intraerythrozytäre Harnsäureraum mit einer Harnsäurekonzentration entsprechend derjenigen des Plasmas also dem halben Erythrozytenvolumen. Bei einem Plasmavolumen von 5% des Körpergewichts und einem Haematokrit von 45% ist dies $0{,}5 \times \frac{0{,}45}{0{,}55} \times 0{,}05 \times$ Körpergewicht [kg].

Die Addition von Bromidraum und halbem Erythrozytenvolumen ergibt den Harnsäureraum von 0,254 × Körpergewicht [kg], in dem die fiktive Harnsäurekonzentration gleich der Plasmakonzentration ist (1 l = 1 kg gesetzt).
Die mit Hilfe dieser Formel berechneten Werte wurden von ZÖLLNER (1960) als „Mindestpool“ bezeichnet, da geringe Mengen Harnsäure auch in anderen Geweben nachgewiesen werden können. In Übereinstimmung damit lagen die Werte in der Regel etwas niedriger als die bei den gleichen Versuchspersonen aus Isotopenversuchen ermittelten Ergebnisse (vgl. Tabelle 1).
Die Berechnung des Pools aus Harnsäureraum, Plasmaharnsäurekonzentration und Körpergewicht setzt einen linearen Zusammenhang zwischen Plasmakonzentration und Poolgröße voraus. Dieser wurde von SCOTT und Mitarbeitern (1969) mit statistischen Methoden nachgewiesen.

Tabelle 1. Größe des Harnsäurepools Normaler, berechnet aus Isotopenversuchen (A) und aus dem Harnsäureraum (B). (Aus ZÖLLNER, 1960)

Geschlecht	Gewicht [kg]	Serumharnsäure Umg/100 ml]	Pool (mg)	
			A	B
♂	73	6,0	1340	1110
♂	62	6,2	1170	980
♂	76	4,4	1150	850
♂	88	4,6	940	1030
♂	75	5,4	1270	1030
♀	51	4,3	650	560

Der tägliche Umsatz des Harnsäurepools kann näherungsweise ebenfalls angegeben werden, wenn die renale Harnsäureausscheidung in die Überlegungen miteinbezogen wird. Nach Untersuchungen von ZÖLLNER und Mitarbeitern (1972) werden etwa 80% von als Nukleotide oral verabreichten Purinkörpern als Harnsäure über die Nieren ausgeschieden.

Der renale Anteil der Harnsäureausscheidung mußte in diesen Versuchen, d. h., unter Purinbelastung, also mindestens 80% betragen haben. Dagegen fand man bei Anwendung der Isotopenverdünnungsmethode unter purinarmer Kost einen renal ausgeschiedenen Anteil von durchschnittlich zwei Dritteln des Harnsäureumsatzes. Es läßt sich derzeit nicht mit Sicherheit sagen, ob eine orale Purinbelastung zu einer prozentual höheren renalen Harnsäureausscheidung führt oder ob dieser Unterschied allein methodisch bedingt ist (vgl. S. 39). Die Annahme ist jedenfalls berechtigt, daß die enterale Harnsäureausscheidung zwischen 20–33% beträgt. Man kann demnach den Harnsäureumsatz angeben als das Produkt aus renaler Harnsäureausscheidung und einem Faktor, der zwischen 1,25 und 1,5 liegt.

$$\text{Harnsäureumsatz [mg/Tag]} = \text{Renale Harnsäureausscheidung [mg/Tag]} \times (1{,}25\text{–}1{,}5)$$

Die Anwendung dieser Berechnung in allen Konzentrationsbereichen geht davon aus, daß mit steigender oder fallender Serumharnsäurekonzentration die renal und enteral ausgeschiedenen Anteile des Umsatzes prozentual unverändert bleiben, was bei deutlich erhöhter Serumharnsäure möglicherweise nicht zutrifft. Sie darf auch bei Anwendung urikosurisch wirksamer Maßnahmen nicht zur Umsatzbestimmung herangezogen werden. Die Isotopenversuche sprechen ohnedies dafür, daß die über Nieren und Darm ausgeschiedenen Anteile des Harnsäureumsatzes individuell schwanken.

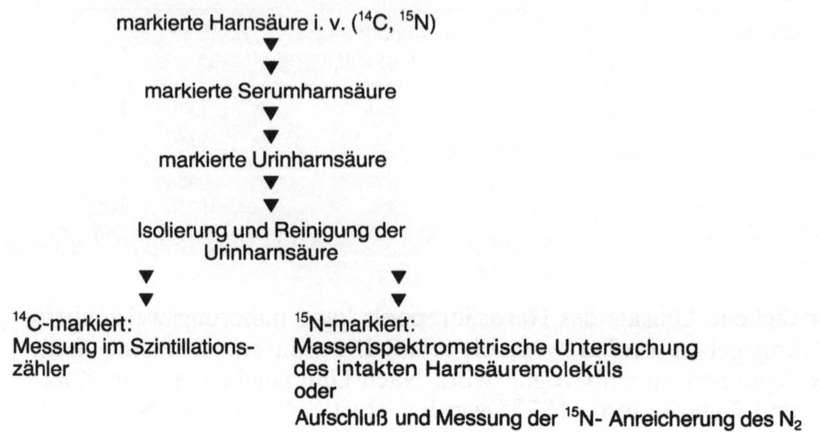

Abb. 18. Isotopenverdünnungsmethode: Methodisches Vorgehen bei der Untersuchung des Harnsäurestoffwechsels mittels intravenöser Injektion markierter Harnsäure

3.1.2 Isotopenverdünnungsmethode

Bei dieser von Benedict et al. (1949) eingeführten Methode wird die Größe von Harnsäurepool und Harnsäureumsatz mit Hilfe einer einmaligen intravenösen Injektion isotopenmarkierter Harnsäure untersucht. Nach Vermischung mit der Körperharnsäure enthält letztere eine bestimmte spezifische Aktivität (radioaktive Isotope) bzw. Isotopenanreicherung (stabile Isotope), die durch den Zufluß nicht markierter Harnsäure in den Pool laufend verringert wird. Die Geschwindigkeit der Abnahme des Isotopengehaltes der Körperharnsäure ist ein Maß für die Neubildung der Harnsäure. In der Praxis geht man so vor, daß man im Blut, einfacher im Urin, die Isotopenkonzentration der Harnsäure mißt und den Konzentrationsabfall zeichnerisch oder rechnerisch darstellt. Unter idealen Bedingungen entspricht der Konzentrationsabfall einer e-Funktion. Um den Isotopengehalt der Urinharnsäure ohne Störung durch Abbauprodukte oder Verunreinigungen bestimmen zu können, muß die Harnsäure chemisch rein gewonnen werden. Das methodische Vorgehen ist in Abb. 18 zusammengefaßt. Diese Methode kann erweitert und bei Gabe markierter Harnsäurevorläufer auch zur Ermittlung der endogenen Synthese herangezogen werden (Abb. 19).

Die Poolgröße wird nach dem Verdünnungsprinzip berechnet: das Produkt aus Menge a und Isotopenkonzentration I_i der injizierten Harn-

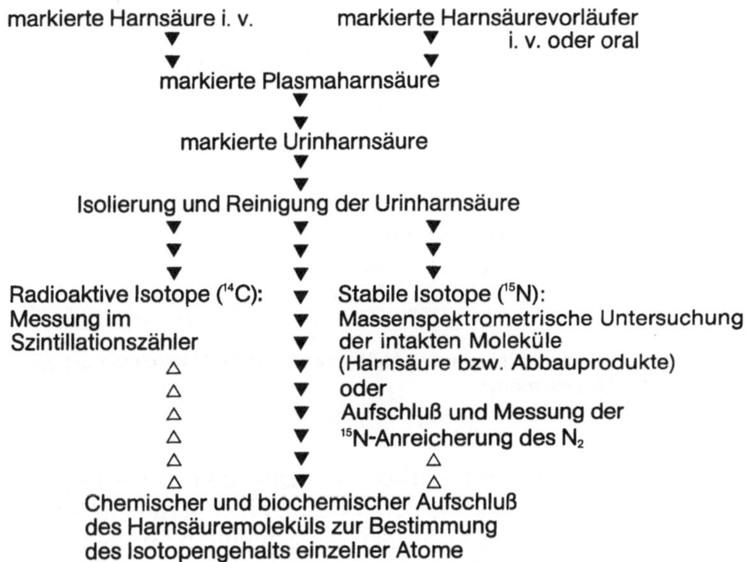

Abb. 19. Allgemeine Methodik der Untersuchungen des menschlichen Harnsäurestoffwechsels mit Hilfe von Isotopen

säure ist gleich dem Produkt der Gesamtkörperharnsäure vor Injektion A (also des Harnsäurepools) plus injizierte Harnsäuremenge a und der Isotopenkonzentration I_o der Körperharnsäure unmittelbar nach vollständiger Durchmischung der beiden Mengen.

$$a \times I_i = (A + a) \times I_o = A \times I_o + a \times I_o$$

$$A \times I_o = a\,(I_i - I_o)$$

$$A = \frac{a\,(I_i - I_o)}{I_o}$$

$$A = a\left(\frac{I_i}{I_o} - 1\right)$$

a und I_i sind in dieser Gleichung bekannt, I_o wird experimentell bestimmt.

Die Auswertung eines solchen Versuchs ist in Abb. 20 dargestellt. Sind Poolgröße und Umsatzrate der Harnsäure während des Versuchs kon-

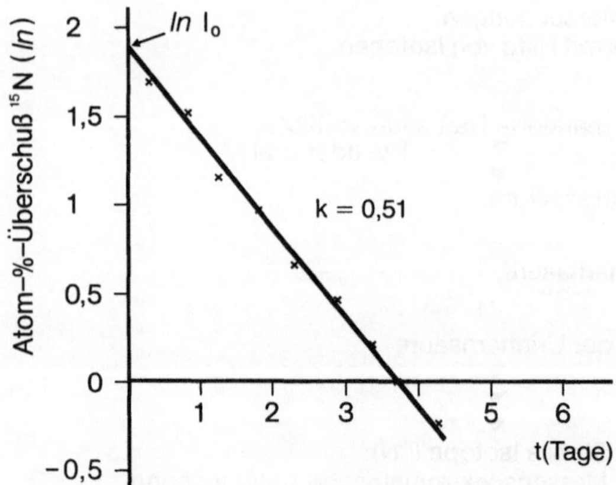

Abb. 20. Auswertung eines Isotopenversuchs: Halblogarithmische Darstellung der Isotopenkonzentration der Urinharnsäure

stant, ergibt die Auftragung des natürlichen Logarithmus der Isotopenkonzentration der Urinharnsäure gegen die Zeit eine Gerade. (Umgekehrt beweist die Gerade noch nicht, daß die genannten Größen konstant waren.) Da zu jeder Zeit (t_2, t_1, t) die Isotopenkonzentration der Urinharnsäure gleich der der Körperharnsäure ist, erhält man I_o durch Rückwärtsextrapolation auf die Injektionszeit t_o. Die Steigung der Geraden ist

$$k = -\frac{\ln I_1 - \ln I_2}{t_2 - t_1}$$

Wählt man für I_1 die Konzentration I_o und für I_2 die Konzentration 1, so erhält man als einfachste Form der Gleichung

$$k = -\frac{\ln I_o}{t}$$

wobei für t diejenige Zeit eingesetzt werden muß, zu der die Isotopenkonzentration 1 ist.

Für die Gültigkeit dieser Berechnungen müssen einige weitere Voraussetzungen erfüllt sein, für die auf die ausführliche Mitteilung von Bishop et al. (1951) verwiesen sei.

Der Abfall der Isotopenkonzentration der Urinharnsäure kann auch beschrieben werden als $-dI/dt = k \times I$ oder

$$k = -\frac{dI/dt}{I}$$

Aus den beschriebenen Beziehungen kann entsprechend die Umsatzrate des Harnsäurepools formuliert werden als – dA/dt = A × k oder k = – dA/dt. Wird dA/dt in mg/Tag angegeben, so hat k die Dimension Tage^{-1} und ist der pro Tag umgesetzte Teil des Harnsäurepools. Das Produkt A × k gibt demnach den Harnsäureumsatz in mg/Tag an.

$$\text{Harnsäureumsatz [mg/Tag]} = A \times k$$

Der schwerwiegendste Einwand gegen die angegebenen Berechnungen ist die Tatsache, daß die Poolgröße während des Versuchs nicht wie angenommen konstant ist. Bei Versuchsbeginn wird der Harnsäurepool A um die injizierte Harnsäuremenge a vergrößert, im weiteren Verlauf wird zusätzlich zu den umgesetzten Mengen A × k die Menge a ausgeschieden. Daraus ergibt sich für k ein zu hoher Wert, die umgesetzte Menge A × k wird deshalb zu groß berechnet. Setzt man die direkt bestimmte renale Harnsäureausscheidung in Beziehung zum Umsatz A × k aus der Isotopenuntersuchung, so ergibt sich daraus eine Unterschätzung der renalen und Überschätzung der enteralen Harnsäureausscheidung.
Die beschriebenen Berechnungen sind in dieser Form nur bei Gesunden zulässig. Beim Gichtpatienten liegt zwar auch ein Harnsäurepool mit einem Umsatz vergleichbar demjenigen einer Normalperson vor. Jedoch stellt die in dem Tophi abgelagerte Harnsäure einen Pool mit sehr langsamem, wahrscheinlich inhomogenem Umsatz dar, der auf diese Weise nicht errechnet werden kann (zu Berechnungen und Kritik der Methode vergleiche BENEDICT et al., 1949; BISHOP et al., 1951; BUZARD et al., 1952; ZÖLLNER, 1960).

3.2 Harnsäurepool und Harnsäureumsatz bei Normalpersonen und Gichtpatienten

3.2.1 Poolgröße

Die familiäre Hyperurikämie ist im Vergleich zur physiologischen Situation gekennzeichnet durch eine verminderte Harnsäureausscheidung bei gleichem Serumspiegel bzw. durch eine höhere Serumkonzentration bei gleicher Ausscheidung. Dies hat zur Folge, daß der Patient mit familiärer Hyperurikämie Harnsäure retiniert, was zu den klinischen Manifestationen der Gicht führen kann. Diese Harnsäureretention entspricht einer Vergrößerung des Pools.

Tabelle 2. Harnsäurepool und Harnsäureumsatz bei 30 gesunden Männern, Bestimmung mit der Isotopenverdünnungsmethode. (Ergebnisse von BENEDICT et al., 1949; GEREN et al., 1950; BISHOP et al., 1951; BUZARD et al., 1952; SORENSEN, 1959; SEEGMILLER et al., 1961; SCOTT et al., 1969)

	A [mg]	k [$Tage^{-1}$]	A × k [mg/Tag]	renale Harnsäure-ausscheidung pro Tag	
				[mg]	[Prozent von A×k]
Mittelwert	1172	0,667	766	491	68,5
Standard-abweichung	199	0,144	142	116	11,4
Schwankungs-bereich	805–1650	0,405–0,960	552–1108	332–706	44–94

Tabelle 3. Harnsäurepool und Harnsäureumsatz bei 6 gesunden Frauen, Bestimmung mit der Isotopenverdünnungsmethode. (Ergebnisse von BISHOP et al., 1954; WYNGAARDEN, 1955; KELLEY et al., 1968; LÖFFLER et al., 1980a)

	A [mg]	k [$Tage^{-1}$]	A × k [mg/Tag]	renale Harnsäure-ausscheidung pro Tag	
				[mg]	[Prozent von A×k]
Mittelwert	608	0,85	516	367	71
Standard-abweichung	58	0,115	80	71	12
Schwankungs-bereich	541–687	0,74–1,04	431–664	237–434	51–82

Die Größe des Harnsäurepools von Normalpersonen wird mit durchschnittlich 1,2 g angegeben (GUTMAN u. YÜ, 1965). SCOTT und Mitarbeiter (1969) fanden einen Mittelwert von 1221 (992–1650)mg für fünf Normalpersonen. Tabelle 2 zeigt Werte von 30 gesunden Männern, die aus der Literatur zusammengestellt sind. Die Versuchsbedingungen waren nicht streng vergleichbar, doch können die Werte als repräsentativ für die Verhältnisse unter einer purinarmen Diät betrachtet werden.

Wie bereits angeführt, besteht zwischen Poolgröße und Serumkonzentration der Harnsäure ein linearer Zusammenhang. Entsprechend der

niedrigeren Serumkonzentration haben Frauen vor der Menopause einen kleineren Harnsäurepool als Männer. Tabelle 3 zeigt die mit der Isotopenverdünnungsmethode ermittelten Werte von 6 gesunden Frauen. Danach ist der Harnsäurepool bei Frauen ungefähr halb so groß wie derjenige der Männer.
Wie für Frauen vor der Menopause ein kleinerer, so ist für Patienten mit Hyperurikämie und Gicht ein größerer Harnsäurepool zu erwarten als bei männlichen Normalpersonen. Scott und Mitarbeiter fanden bei 15 Patienten einen Mittelwert von 2027 (1248–3199) mg. Bei schwerer tophöser Gicht wurden Poolgrößen bis zu 31 g errechnet (Benedict et al., 1950).

3.2.2 Harnsäureumsatz

Mit der Isotopenverdünnungsmethode fand man für die Umsatzrate k des Harnsäurepools eine ähnlich große Schwankungsbreite wie für die Poolgröße selbst. Nach den in Tabelle 2 zusammengefaßten Untersuchungen werden von gesunden Männern mindestens 40, höchstens 96% des Harnsäurepools an einem Tag ausgeschieden und durch neugebildete Harnsäure ersetzt, während bei Frauen (Tabelle 3) zwischen 74 und 104% umgesetzt werden. Wie bereits erwähnt, wird jedoch die Umsatzrate bei Isotopenversuchen zu groß bestimmt, so daß man als mittlere Umsatzrate k 0,6 oder 60% des Pools für Männer und 0,8 bzw. 80% für Frauen angeben kann. Dies entspricht einer Harnsäuremenge von ungefähr 700 bzw. 500 mg. Vorläufige Berechnungen haben ergeben, daß diese Geschlechtsdifferenz weitgehend verschwindet, wenn der Harnsäureumsatz auf den Grundumsatz bezogen wird.
Der schnellere Harnsäureumsatz bzw. die niedrigere Serumharnsäurekonzentration bei Frauen sind nach den heute bekannten Ergebnissen durch die urikosurische Wirkung der Östrogene erklärbar. Ein urikosurischer Einfluß ist aber auch gleichbedeutend mit einer Änderung des Verhältnisses von renaler und enteraler Harnsäureausscheidung (gemessen in Prozent des Umsatzes), d. h., der renal ausgeschiedene Teil des Harnsäureumsatzes wird größer, der enterale Anteil kleiner. Die in Tabelle 2 und 3 zusammengefaßten Ergebnisse zeigen jedoch bei einer deutlich höheren Umsatzrate k der Frauen einen gegenüber den Männern unveränderten renal ausgeschiedenen Teil des Umsatzes. Dies könnte bedeuten, daß der Mechanismus, der zu einer niedrigeren Serumkonzentration bei Frauen führt, die Harnsäureausscheidung über Nieren und Darm in gleicher Weise beeinflußt, daß also möglicherweise die Östrogene die Ausscheidung der Harnsäure überall dort beeinflussen, wo diese sezerniert wird. Experimentelle Untersuchun-

gen liegen dazu nicht vor. Ein früherer Hinweis auf einen gemeinsamen Ausscheidungsmechanismus für die Harnsäure in verschiedenen Organen bzw. einen generalisierten Sekretionsdefekt bei der familiären Hyperurikämie war die Beobachtung von ZÖLLNER und ALEMZADEH (ZÖLLNER, 1960), daß die Harnsäurekonzentration im Speichel von Gichtpatienten im Vergleich zur Serumkonzentration ähnlich niedrig ist wie im Urin.
Diese Zahlen wurden bei Normalpersonen teilweise unter purinfreier und teilweise unter purinarmer Diät ermittelt. Entsprechend der völlig fehlenden Purinzufuhr mit der Nahrung finden sich unter purinfreier isoenergetischer Formeldiät eine geringere Poolgröße, umgesetzte Harnsäuremenge und renale Harnsäureausscheidung als die in Tabelle 2 und 3 angegebenen Mittelwerte. Dagegen führt eine Umstellung der Ernährung (purinreich, eiweißreich) oder die Gabe von Arzneimitteln zu einer völlig anderen Situation. Dabei ändert sich nicht nur die Poolgröße proportional der Änderung der Serumharnsäurekonzentration, sondern auch die Umsatzrate k.
Wie wir gesehen haben ist ein vergrößerter Pool die Folge der Harnsäureretention bei Patienten mit Gicht und Hyperurikämie. Die umgesetzte Harnsäuremenge dagegen ist bei Patienten ohne nachweisbare Harnsäureablagerungen in Geweben gleich groß wie die bei Normalpersonen. SCOTT et al. (1969) fanden bei den von ihnen untersuchten Normalpersonen einen täglichen Umsatz von durchschnittlich 693 (552–838) mg und bei Patienten ohne Tophi von 800 (616–1000) mg. Dies gilt natürlich nur für die Hyperurikämie infolge eines renalen Sekretionsdefektes und nicht für die seltenen Fälle von vermehrter endogener Harnsäureproduktion infolge eines Enzymdefektes des Purinstoffwechsels. Bei solchen Enzymdefekten sowie bei sekundärer Hyperurikämie infolge vermehrten Zellverfalls kann der Harnsäureumsatz 2 g/die überschreiten, entsprechend wird in Einzelfällen der gesamte Pool in weniger als einem Tag umgesetzt.
Bei tophöser Gicht läßt sich die halblogarithmische Darstellung der Isotopenkonzentration der Urinharnsäure oftmals in zwei Komponenten zerlegen, wovon die eine einer Umsatzrate k und einer Poolgröße im Bereich derjenigen von Normalpersonen entspricht. Die zweite, flacher verlaufende Komponente ist Ausdruck des langsamen Umsatzes der in Geweben abgelagerten Harnsäure. Durch Rückwärtsextrapolation erhält man aus dieser Kurve ein kleines I_0 und damit einen großen Pool.
Abbildung 21 zeigt die halblogarithmische Darstellung des Isotopengehaltes der Urinharnsäure bei einem Gichtpatienten, die keine Gerade ergab (SØRENSEN, 1962). Durch gleichzeitige Messung des Isotopengehaltes der in einem Hauttophus abgelagerten Harnsäure wurde bei

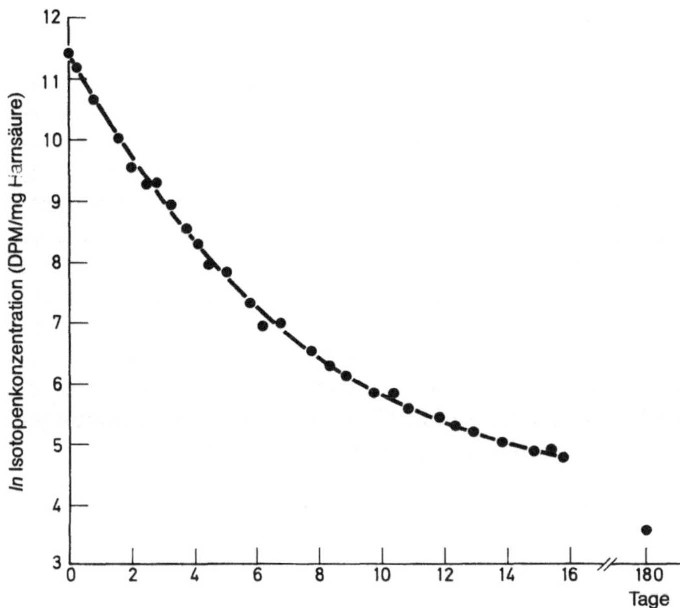

Abb. 21. Isotopenverdünnungsmethode: Halblogarithmische Darstellung der Isotopenkonzentration der Urinharnsäure bei einem Patienten mit tophöser Gicht. Aufgrund des langsamen Umsatzes der in Tophi abgelagerten Harnsäure enthält die Urinharnsäure noch nach sechs Monaten Isotope. (Nach SORENSEN, 1962)

diesem Patienten nach einem Zwei-Kompartment-Modell der Pool der abgelagerten Harnsäure errechnet. Er betrug ungefähr das dreihundertfache des rasch mischbaren Pools.

3.2.3 Beeinflussung von Poolgröße und Umsatzrate der Harnsäure

Harnsäurepool und Harnsäureumsatz sind, abgesehen von standardisierten Ernährungsbedingungen, weder bei Gichtpatienten oder Hyperurikämikern noch bei Normalpersonen konstante Größen. Dafür sind in erster Linie Schwankungen in der Diätzusammensetzung und Arzneimittel verantwortlich. Außerdem wird der Harnsäureumsatz durch körperliche Aktivität, Fasten und ein vermindertes Urinvolumen beeinflußt.

3.2.3.1 Harnsäuresenkende Medikamente

Unter einer Therapie mit Xanthinoxydasehemmern sinken Serum- und Urinharnsäure parallel ab, im *steady state* ist die Umsatzrate k gegenüber der Situation vor Therapiebeginn fast unverändert, der Harnsäurepool A ist kleiner geworden. Infolgedessen ist die Umsatzrate A × k ebenfalls kleiner. Da A × k im *steady state* der Syntheserate entspricht, ist also die Harnsäuresynthese vermindert, was aufgrund der Hemmung der Xanthinoxydase zu erwarten war.
Bei Anwendung von Urikosurika steigt dagegen der Harnsäureumsatz vorübergehend stark an, bis sich bei kleinerem Pool und höhrerer Umsatzrate k ein neues Gleichgewicht eingependelt hat. Das Produkt A × k ist unverändert, also ist auch die Harnsäurebildung unverändert. WYNGAARDEN (1955) untersuchte mit Hilfe der Isotopenverdünnungsmethode die urikosurische Wirkung von Phenylbutazon.

3.2.3.2 Nahrungspurine und Nahrungsproteine

Nahrungspurine führen dosisabhängig zu einem Anstieg von Serumharnsäurekonzentration und renaler Harnsäureausscheidung. Die Größe des Anstiegs ist abhängig von der Art der zugelegten Purine, ist jedoch bei allen untersuchten Purinen linear (vgl. auch Kap. 2).
Untersucht man mit Hilfe der Isotopenverdünnungsmethode gesunde Versuchspersonen einmal unter purinarmer Diät, zum anderen unter oraler Purinbelastung, so findet man eine erhöhte Umsatzrate (k_p). Hat die Purinbelastung zu einer Verdoppelung der Serumharnsäurekonzentration geführt, so ist unter diesen Bedingungen auch die Poolgröße auf das Doppelte angestiegen ($A_p = 2A$). Berechnet man nun die Umsatzrate A × k (Annahme: $k_p = 1{,}25 \times k$), so erhält man $A_p \times k_p = 2{,}5\ A \times k$. Im Stoffwechselgleichgewicht ist also die Syntheserate auf das 2,5-fache, die Poolgröße aber nur auf das Doppelte angestiegen. Dieses „Mißverhältnis" ist durch eine Beschleunigung der renalen Harnsäureausscheidung unter Purinbelastung zu erklären, die als erhöhte renale Harnsäureclearance berechnet werden kann und im Isotopenversuch als erhöhte Umsatzrate (k_p) bestimmt wird.
Die mit der Serumkonzentration ansteigende renale Harnsäureclearance reicht zur Erklärung einer erhöhten Umsatzrate k zunächst aus. Die Frage, ob die enterale Harnsäureausscheidung durch eine orale Purinbelastung im gleichen Sinn beeinflußt wird, kann aufgrund der bisherigen Untersuchungen nicht beantwortet werden. Es wurden mit Hilfe der Isotopenverdünnungsmethode nur wenige Versuchspersonen

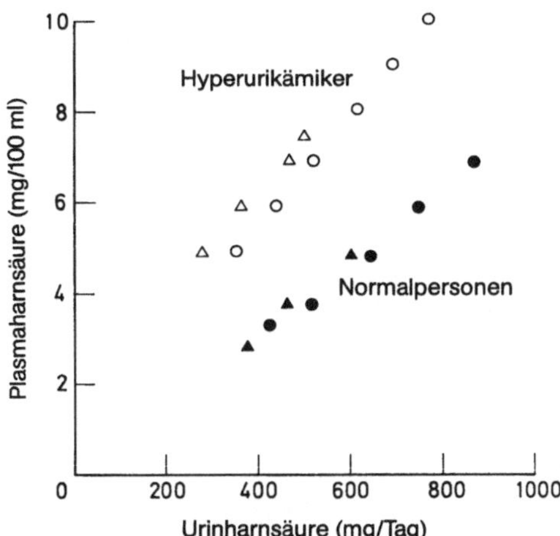

Abb. 22. Beziehung zwischen renaler Harnsäureausscheidung und Serumharnsäurekonzentration unter oraler Purinbelastung bei Normalpersonen und bei Patienten, die unter Normalkost hyperurikämisch waren (Hyperurikämiker). Die offenen Symbole stellen die Meßwerte bei Hyperurikämikern, die geschlossenen diejenigen von Normalpersonen dar. (Nach ZÖLLNER, 1975)

einmal unter purinarmer Diät, zum anderen unter oraler Purinbelastung untersucht (BOWERING et al., 1969; LÖFFLER et al., 1980a).

Die Fähigkeit des Gesunden, bei vermehrter Harnsäuresynthese mit einer Beschleunigung der renalen Harnsäureausscheidung zu reagieren, stellt einen Schutzmechanismus dar, der einer Harnsäureretention entgegenwirkt. Er ist bei der familiären Hyperurikämie gestört. Abbildung 22 zeigt die Ergebnisse eines Ernährungsversuches bei Normalpersonen und Gichtpatienten: Unter oraler Belastung mit Ribonukleinsäure steigt, auf gleiche renale Ausscheidung bezogen, die Serumharnsäurekonzentration der Gichtpatienten steiler an als die der Normalpersonen.

Bereits seit Anfang dieses Jahrhunderts ist bekannt, daß der Eiweißgehalt der Nahrung den Harnsäurestoffwechsel beeinflussen kann. Die konstant vermehrte renale Harnsäureausscheidung unter proteinreicher Diät hatte zu der Empfehlung an Gichtpatienten geführt, nicht nur die Zufuhr von purinhaltigem Eiweiß, sondern auch die Proteinzufuhr insgesamt zu begrenzen. Neuere Untersuchungen unter Formeldiät zeigten, daß zwar die renale Harnsäureausscheidung bei vermehrter Proteinzufuhr ansteigt, im Schwankungsbereich der üblichen Zusammensetzung unserer Nahrungsmittel die Serumharnsäurekonzentration jedoch abfällt (LÖFFLER et al., 1980b).

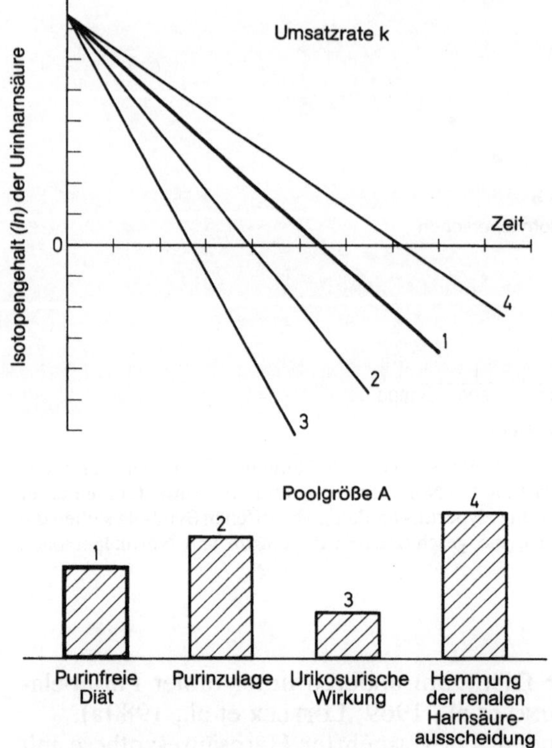

Abb. 23. Veränderungen von Harnsäurepool und Harnsäureumsatz unter verschiedenen Bedingungen. Unter Purinzulage (2) steigen Umsatzrate und Poolgröße an, das Produkt A × k ist erhöht. Unter der Einwirkung von Urikosurika (3) wird der Pool kleiner, die Umsatzrate k größer. Umgekehrt steigt bei einer Hemmung der renalen Harnsäureausscheidung (4) die Poolgröße an, die Umsatzrate k sinkt. Da in beiden Fällen (3 und 4) nur die Ausscheidung der Harnsäure, nicht aber die Synthese betroffen ist, bleibt A × k konstant

Es kommt also unter eiweißreicher Diät zu einer Verminderung des Harnsäurepools, der gleichzeitige Anstieg der renalen Harnsäureausscheidung bedeutet, daß die Umsatzrate k stark ansteigt. Dies wurde von Bowering et al. (1969) im Isotopenversuch bestätigt. Die beschleunigte renale Ausscheidung der Harnsäure beruht zumindest teilweise auf der urikosurischen Wirkung der aus der Nahrung stammenden Aminosäuren (Matzkies u. Berg, 1977). Eine vermehrte renale Harnsäureausscheidung ist damit vereinbar, da eine rein urikosurische Wirkung ja gleichbedeutend mit einer Umverteilung zugunsten der renalen Ausscheidung ist. Befunde von Bien et al. (1953) lassen es jedoch möglich erscheinen, daß unter proteinreicher Diät zusätzlich die endogene Synthese gesteigert ist. Aufgrund der obengenannten Formeldiätversuche scheint es nicht mehr angezeigt, in der diätetischen Behandlung der Hyperurikämie und Gicht den purinfreien Eiweißgehalt der Nahrung zu begrenzen, da unter vermehrter Proteinzufuhr die Harnsäurepoolgröße abnimmt und die renale Ausscheidung nur geringfügig ansteigt.

3.2.3.3 Harnsäurepool und Harnsäureumsatz bei verminderter renaler Harnsäureausscheidung

Alkohol, Fasten, vermindertes Urinvolumen, einige Medikamente (vor allem Thiaziddiuretika) sowie gesteigerte körperliche Aktivität haben die gemeinsame Eigenschaft, die renale Harnsäureausscheidung zu hemmen (vgl. Kapitel 2). Infolgedessen steigen Serumkonzentration und Poolgröße an. Im Falle der Alkohol- und Medikamentenwirkung sowie des verminderten Urinvolumens bleibt die Harnsäuresynthese unbeeinflußt, das Produkt A × k also konstant (wobei A größer und k kleiner wird). Während einer Fastenperiode oder gesteigerter körperlicher Aktivität trägt neben der Hemmung der renalen Harnsäureausscheidung durch die begleitende Ketoazidose der vermehrte Zellumsatz zur sekundären Hyperurikämie bei.
Abb. 23 vergleicht das Verhalten von Harnsäurepool und Harnsäureumsatz unter verschiedenen Bedingungen.

4 Harnsäurekonzentration in Serum und Geweben

W. Löffler

Aufgrund des Verteilungsmusters der menschlichen Xanthinoxydase entsteht die Harnsäure, obwohl Endprodukt des Purinstoffwechsels und damit in jeder Zelle ablaufender Stoffwechselprozesse, im wesentlichen nur in der Leber und im Dünndarm. Die entstandene Harnsäure verteilt sich gleichmäßig im Extrazellulärraum sowie in geringerer Konzentration in den Erythrozyten.
Da der Harnsäureraum unter physiologischen Bedingungen konstant ist, ist die Gesamtmenge der im Körper vorhandenen Harnsäure (Harnsäurepool) der Serumkonzentration proportional. Die Serumharnsäurekonzentration ist deshalb der wichtigste klinische Parameter bei Untersuchungen des Harnsäurestoffwechsels. Dies gilt für Normalpersonen und Patienten mit einer Hyperurikämie, die noch nicht zu Ablagerungen im Gewebe geführt hat. Bei tophöser Gicht dagegen ist die Serumharnsäurekonzentration Ausdruck einer Mindesgröße des Harnsäurepools, nämlich der in den Körperflüssigkeiten gelösten Menge, und läßt keine Rückschlüsse auf den tatsächlichen Harnsäuregehalt des Körpers zu. Dieser kann das doppelte, aber auch das über dreißigfache des aus der Serumkonzentration errechneten Gehalts betragen.
Der Größe der renalen Harnsäureausscheidung kommt in einigen Fällen eine gleichgroße Bedeutung zu wie der Harnsäurekonzentration im Serum. Die Bestimmung der renalen Harnsäureausscheidung erlaubt die Unterscheidung zwischen vermehrter endogener Synthese und verminderter renaler Ausscheidung der Harnsäure als Ursache einer Gicht oder Hyperurikämie, die Unterscheidung zwischen verminderter Harnsäurebildung und gesteigerter renaler Ausscheidung bei abnorm niedriger Serumkonzentration und trägt zur Abklärung einer Nephrolithiasis bei.

4.1 Serumharnsäurekonzentration

Peters und van Slyke (1946) berechneten die Löslichkeit des Mononatriumurats im Plasma bei 37° C zu 6,4 mg/100 ml. Mit steigender Natriumkonzentration und sinkender Temperatur nimmt die Löslichkeit ab, so daß z. B. in Hautgefäßen bei dieser grenzwertigen Konzentration bereits eine übersättigte Harnsäurelösung vorliegt. Dasselbe gilt für Extremitätengelenke, in denen Temperaturen von 29 (Sprunggelenke) und 33° C (Kniegelenke) gemessen wurden (HOLLANDER et al., 1951).

Umrechnungsfaktor: 1 mg/100 ml ≙ 59,48 µMol/l
100 µMol/l ≙ 1,68 mg/100 ml
(Molekulargewicht der Harnsäure 168,11)

Zwischen Serum- und Plasmaharnsäurekonzentration kann bei Bestimmung mit der heute gebräuchlichen enzymatischen Methode mit Uricase kein Unterschied nachgewiesen werden. Die Frage der Harnsäurebildung an Plasmaproteine ist noch nicht endgültig geklärt, sie liegt bei 37° C wahrscheinlich weit unter 5%.

4.1.1 Normalwertbereich der Serumharnsäurekonzentration

Für viele biologische Bestandteile des Blutes kann ein Normalwertbereich von zwei Standardabweichungen oberhalb und unterhalb des Mittelwertes angegeben werden. Dies setzt eine normal verteilte Häufigkeit der einzelnen gemessenen Werte voraus. Im Falle der Serumharnsäurekonzentration erlauben epidemiologische Untersuchungen die Festlegung des Normalwertbereichs nach dieser Methode nur unter Vorbehalt, da die durchschnittliche Serumharnsäurekonzentration einer Bevölkerung mit den Ernährungsgewohnheiten schwankt. In Süddeutschland ergab sich z. B. zwischen 1962 (ZÖLLNER, 1963) und 1971 (GRIEBSCH u. ZÖLLNER, 1973) bei vergleichbaren Kollektiven von Männern ein Anstieg der mittleren Serumharnsäurekonzentration von 4,9 auf 6,0 mg/100 ml und der +2 SD-Grenze von 7,5 auf 8,45 mg/100 ml.

Im Gegensatz zur statistischen Methode kann nach physikochemischen Gesichtspunkten mit der Löslichkeitsgrenze von 6,4 mg/100 ml bei 37° C eine obere Normgrenze exakt angegeben werden. In Übereinstimmung damit steht die klinische Erfahrung, daß Gichtanfälle unterhalb einer Serumharnsäurekonzentration von 6,5 mg/100 ml praktisch nicht vorkommen, außer zu Beginn einer die Harnsäurekonzentration senkenden Therapie, und daß sie zwischen 6,5 und 7,0 mg/100 ml auch in einem Kollektiv von Gichtpatienten ein seltenes Ereignis sind.

Der Normalwertbereich der Serumharnsäurekonzentration kann also nach statistischen, physikochemischen und klinischen Gesichtspunkten

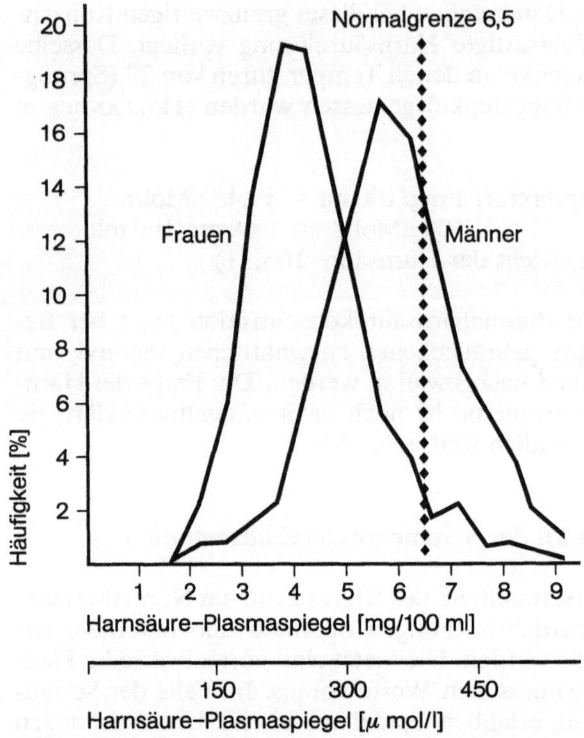

Abb. 24. Häufigkeitsverteilung der Serumharnsäurekonzentration in Süddeutschland 1971. (Nach GRIEBSCH u. ZÖLLNER, 1973)

angegeben werden. Klinisch wichtig sind die beiden letzten, die weitgehend übereinstimmen.

Für den diagnostischen Gebrauch wird von anderen häufig eine obere Normgrenze von 7,0 mg/100 ml für Männer und von 6,0 mg/100 ml für Frauen im gebärfähigen Alter angegeben, da bei Frauen während der Menopause ein Anstieg der Serumharnsäurekonzentration zu erwarten ist. Doch sollte man bei Frauen und Männern keine unterschiedlichen oberen Grenzwerte angeben, auch wenn der statistische Normalwertbereich sich deutlich unterscheidet (vgl. Abb. 24).

Wir definieren bei Männern und Frauen die Hyperurikämie als eine Serumharnsäurekonzentration von 6,5 mg/100 ml und mehr. Die untere Grenze des Normalwertbereichs der Serumharnsäurekonzentration liegt bei 2,0 mg/100 ml (s. unten).

4.1.2 Hypourikämie

Als Hypourikämie werden Serumharnsäurekonzentrationen unter 2,0 mg/100 ml bezeichnet. Es handelt sich dabei um eine willkürlich festgelegte Grenze, die nicht durch biochemische oder physikochemische Methoden begründet werden kann. Eine Hypourikämie fand man in großen Untersuchungsreihen in 0,5 bis 1 Prozent aller Serumharnsäurebestimmungen (Ramsdell u. Kelley, 1973; Weinberger et al., 1977).

Eine Hypourikämie kann durch eine verminderte Harnsäurebildung oder eine erhöhte renale Harnsäureclearance entstehen. Für die erste Möglichkeit, eine Rarität, ist eine verminderte renale Harnsäureausscheidung (< 100 mg/die) beweisend (Xanthinurie), im zweiten Fall finden sich normale Harnsäuremengen im Urin. Die häufigste Ursache einer erhöhten Harnsäureclearance ist die Einnahme eines Medikamentes mit urikosurischer Nebenwirkung (Antikoagulantien, Antirheumatika, Östrogenpräparate). Seltene Ursachen sind Fanconi-Syndrom, Hartnupsche und Wilsonsche Krankheit, cholostatische Leberkrankheiten sowie ein angeborener isolierter Defekt der tubulären Harnsäurerückresorption. Außerdem können hormonaktive Bronchialkarzinome, metastasierende Karzinome und die Hodgkinsche Krankheit mit einer Hypourikämie einhergehen. Diese seltenen Ursachen verpflichten dazu, nach der Ursache jeder Hypourikämie zu suchen, wenn sie nicht durch die Einnahme eines Medikamentes ausreichend erklärt ist.

4.1.3 Epidemiologische Untersuchungen über die Serumharnsäurekonzentration

Eine Abhängigkeit der Gicht von Geschlecht, Alter und Ernährungsweise ist seit der klassischen griechischen Zeit bekannt. Die neueren epidemiologischen Kenntnisse beruhen auf enzymatischen Serumharnsäurebestimmungen bei mehreren tausend unausgewählten Personen, vor allem im Rahmen der Tecumseh- (Mikkelsen et al., 1965) und der Framingham-Studie (Hall et al., 1967).

Abbildung 25 zeigt die Alters- und Geschlechtsabhängigkeit der Serumharnsäurekonzentration, eine Darstellung der in Tecumseh gemessenen Werte. Danach steigt die Serumharnsäurekonzentration vom vierten Lebensjahr bis zur Pubertät um etwa 0,8 mg/100 ml an, signifikante Unterschiede zwischen Mädchen und Knaben bestehen während dieses Abschnitts nicht. Während der Pubertät erfolgt der Anstieg bei den Knaben zunehmend steiler und liegt bei erwachsenen Männern

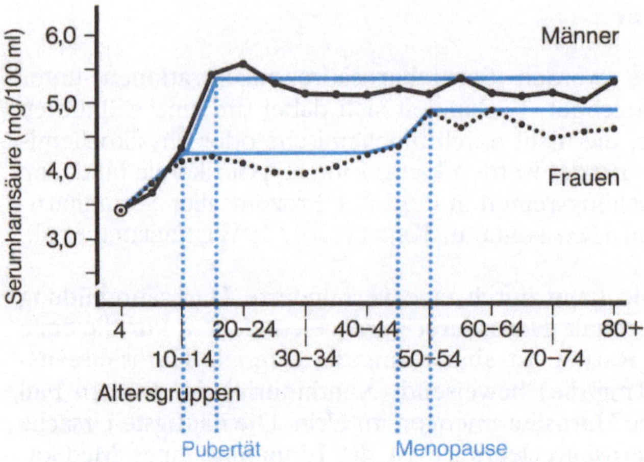

Abb. 25. Alters- und Geschlechtsabhängigkeit der Serumharnsäurekonzentration (Tecumseh-Studie. Nach MIKKELSEN et al., 1965). Die blauen Linien zeigen eine schematische Darstellung der gemessenen Werte

(nach einem Gipfel um das 20. bis 25. Lebensjahr) im Mittel bei 4,9 mg/100 ml. Bei Frauen bleibt der in der Pubertät erreichte Serumspiegel von 4,2 mg/100 ml über Jahrzehnte nahezu konstant und steigt dann vor der Menopause sehr langsam, während der Menopause steiler an auf Werte, die nur wenig unter denen gleichaltriger Männer liegen. Diese Werte wurden um 1960 gemessen. Ähnliche Durchschnittswerte fanden sich damals bei der weißen Bevölkerung aller westlicher Länder und Australiens, außerdem bei nordamerikanischen Negern, vielen Stämmen Ozeaniens, den eingeborenen Filipinos und Hawaianern sowie der chinesischen Bevölkerung Taiwans (vgl. Tabelle 4). Bei einzelnen Völkerstämmen lag dagegen die durchschnittliche Harnsäureserumkonzentration wesentlich höher. So fand man bei Malayen und australischen Eingeborenen Mittelwerte um 6, bei den Maoris um 7 mg/100 ml. Inzwischen dürften in den westlichen Ländern die durchschnittlichen Konzentrationen weiter angestiegen sein, vergleichbar den Ergebnissen der oben angeführten Untersuchungen von ZÖLLNER (1963) bzw. GRIEBSCH und ZÖLLNER (1973).

Bei epidemiologischen Untersuchungen zeigten sich jedoch nicht nur unterschiedliche mittlere Serumharnsäurekonzentrationen bei verschiedenen Völkern. Es konnten in einigen Fällen auch erhebliche Unterschiede nachgewiesen werden, wenn gleiche Rassen oder Stämme unter verschiedenen Lebensbedingungen untersucht wurden. So fand man bei den in Nordamerika lebenden Filipinos einen um 0,9 mg/

Tabelle 4. Abhängigkeit der Serumharnsäurekonzentration von geographischen und ethnischen Faktoren. (Nach MIKKELSEN, 1976; ergänzt)

Population	Serumharnsäurekonzentration	
	Männer x̄ ± SD	Frauen x̄ ± SD
USA		
Tecumseh (1959–60)	4,9 ±1,4	4,2 ±1,2
Framingham	5,12±1,11	4,0 ±0,94
Bundesrepublik		
Bayern (1962)	4,9 ±1,3	4,1 ±1,3
Westfalen (1969)	6,1	4,7
Bayern (1971)	6,0 ±1,22	4,35±1,06
Filipinos		
Philippinen	5,3 ±1,4	
USA	6,3 ±1,4	
Chinesen		
Taiwan	4,99±0,91	3,87±0,78
Malaya	6,11±1,29	4,25±0,98
Malayen		
Malaya	6,32±1,25	4,21±0,68
Maoris		
Neuseeland	7,06±1,54	5,77±1,55
Pukapuka	7,04±1,10	6,18±1,05
Rarotongo	6,94±1,35	5,97±1,20

100 ml höheren Mittelwert als bei den Eingeborenen der Philippinen, bei Chinesen in Malaya um durchschnittliche 1,2 mg/100 ml höhere Werte als bei den Einwohnern Taiwans und damit die gleichen Werte wie bei den einheimischen Malayen.

Dagegen hatten die Maoris in Neuseeland unter Lebensbedingungen ähnlich denjenigen der weißen Bevölkerung die gleichen Serumharnsäurekonzentrationen wie die unter primitiven Bedingungen auf kleinen Südseeinseln lebenden. Trotz durchschnittlich gleicher Harnsäurekonzentration im Serum ist die Gicht bei den Maoris Neuseelands jedoch doppelt so häufig wie bei den Bewohnern ozeanischer Inseln gleicher Abstammung.

Unter den laborchemischen Parametern ergaben sich für den Gesamteiweißgehalt des Serums und den Hämoglobingehalt des Blutes Beziehungen zur Harnsäurekonzentration. Die wichtigste individuelle Kor-

Tabelle 5. Beziehung zwischen Körpergewicht und Serumharnsäurekonzentration bei männlichen Angestellten in England. Das Gewicht ist angegeben als Prozent des Normalgewichtes (Normalgewicht nach Alter, Geschlecht und Größe nach den Tabellen der Metropolitan Life Insurance Company, New York). (Nach PHOON und PINCHERLE, 1972)

	Gewicht in Prozent des Normalgewichts							
	bis 80	80 –89	90 –99	100 –109	110 –119	120 –129	130 und mehr	Gesamtkollektiv
Zahl der Untersuchten	114	616	1996	2660	1415	463	180	7444
Mittlerer Serumharnsäurespiegel (mg/100 ml)	5,16	5,39	5,72	6,01	6,27	6,46	6,66	5,96
Standardabweichung	1,24	0,96	1,03	1,07	1,13	1,12	1,32	1,21

relation ist jedoch diejenige zwischen Serumharnsäurekonzentration und Körpergewicht (vgl. Tabelle 5). Sie findet sich mit wenigen Ausnahmen und unabhängig von der Höhe der durchschnittlichen Konzentration auf der ganzen Welt. Nicht umsonst wurde die Epidemiologie der Serumharnsäurekonzentration mit den Worten charakterisiert: „Die Begleiterscheinungen der hohen Serumharnsäurekonzentration sind diejenigen des Überflusses“ (ACHESON u. CHAN, 1969).

4.2 Harnsäurekonzentration in Flüssigkeiten und zellulären Bestandteilen des Körpers

4.2.1 Transsudate

In allen extrazellulären Körperflüssigkeiten einschließlich der pathologischen Flüssigkeitsansammlungen läßt sich neben vielen anderen Bestandteilen des Plasmas auch Harnsäure nachweisen.
Nach älteren Literaturangaben scheint die Harnsäure frei in Ergüsse und Ödeme zu diffundieren. In der Ödemflüssigkeit eines Patienten mit nephrotischem Syndrom fand sich z. B. bei einer Serumkonzentration von 6,0 mg/100 ml eine Konzentration von 6,25 mg/100 ml (ZÖLLNER, 1960). Die Harnsäurekonzentration in der Synovialflüssigkeit entspricht ebenfalls in etwa der Serumkonzentration. Sehr geringe Konzentrationen wurden in Liquor cerebrospinalis und Kammerwasser gemessen.

4.2.2 Sekrete

Ähnliche Harnsäurekonzentrationen wie im Serum liegen in Sperma, Muttermilch, Speichel und Galle vor. Im Magensaft beträgt die Konzentration etwa $^1/_5$ der Serumkonzentration, möglicherweise handelt es sich dabei um die aus dem Speichel stammende Harnsäure. Sehr geringe Harnsäuremengen werden mit Pankreassekret und Schweiß ausgeschieden.
Die mit Drüsensekreten und (möglicherweise) aus den Zellen der Darmwand ins Darmlumen gelangende Harnsäure wird bakteriell abgebaut. Bei intakter Darmflora ist deshalb Harnsäure in den Faeces nicht bzw. nur in sehr geringen Mengen nachweisbar. Eine erhöhte enterale Harnsäureausscheidung findet sich bei Patienten mit Niereninsuffizienz. Bei entzündlichen Erkrankungen des Magen-Darm-Trakts scheint die enterale Harnsäureausscheidung auf Kosten der renalen zuzunehmen. Bei oraler Gabe hoher Dosen von Antibiotika kann sie die Größe der renalen Ausscheidung erreichen und als Folge der Darmsterilisation in hoher Konzentration im Stuhl nachgewiesen werden.

4.2.3 Harn und Fruchtwasser

Unter purinfreier Diät enthält der Urin bei einem Tagesvolumen von 1,5 l etwa 20 mg Harnsäure pro 100 ml. Dies entspricht einer renalen Harnsäureausscheidung von ungefähr 300 mg pro Tag (die Werte der Männer liegen etwas höher, die der Frauen etwas niedriger). Unter purinreicher Ernährung kann die Konzentration das Dreifache und mehr betragen, entsprechend einer renalen Harnsäureausscheidung von bis zu 1000 mg/die.
Außer im Harn findet man beim Menschen die höchsten Harnsäurekonzentrationen im Fruchtwasser. Als Ausdruck der zunehmenden Beimengung fetalen Harns steigt die Konzentration von 4,0 in der 15. auf über 10 mg/100 ml in der 40. Schwangerschaftswoche an und fällt gegen Ende der Schwangerschaft wieder geringfügig ab.

4.2.4 Harnsäurekonzentrationen in Körperzellen

Die Erythrozyten sind die einzigen zellulären Bestandteile des Körpers, deren Harnsäuregehalt gründlich untersucht wurde. Die Konzentration entspricht ungefähr der halben Serumkonzentration.
In Tabelle 6 (s. S. 56) sind Angaben aus der Literatur zusammengefaßt.

Tabelle 6. Harnsäurekonzentrationen in Flüssigkeiten und zellulären Bestandteilen des Körpers. Angegeben sind die Mittelwerte mehrerer Untersuchungen oder der Schwankungsbereich (in mg/100 ml). (Zitate bei ZÖLLNER,1960; ZÖLLNER u. GRÖBNER, 1976; Wissenschaftliche Tabellen Geigy)

Transsudate:	
Synovialflüssigkeit	3,3–4,7
Liquor cerebrospinalis	0,37 (Männer) 0,27 (Frauen)
Kammerwasser	0,11–0,45
Sekrete:	
Sperma	6,0
Muttermilch	6,6
Speichel	1,3–4,6 (bei geringem Speichelfluß bis 9,2)
Galle (Lebergalle)	1,0–4,4
Magensaft	0,5–1,9
Pankreassaft	0,2
Schweiß	Spuren (Erwachsene) 0,2 (Kinder)
Harn	20–70
Fruchtwasser	15. Schwangerschaftswoche 4,0 40. Schwangerschaftswoche 10,4 44. Schwangerschaftswoche 9,2
Erythrozyten	1,2 mg/100 ml

5 Pathogenese der Hyperurikämie: Das Fließgleichgewicht der Körperharnsäure

N. Zöllner und W. Gröbner

„Pool: deep still place in river"
Eine der Definitionen im Concise Oxford Dictionary, Sixth Edition, Oxford at the Clarendon Press, 1976

Harnsäure fließt durch den Körper wie Wasser durch einen Brunnen, Zuflüsse füllen das Becken, Abflüsse sorgen für die Leerung (Abb. 26). Der Wasserspiegel im Brunnen ergibt sich aus der Größe der Zuflüsse und dem Querschnitt der Abflüsse. Er steigt und fällt, bis die Spiegelhöhe über den Abflüssen einen Druck erzeugt, der den Abfluß dem Zufluß gleich macht. Sind Zufluß und Abfluß gleich, so steht der Wasserspiegel still, es besteht ein Fließgleichgewicht, ein steady state. Nimmt aus irgend einem Grund ein Zufluß zu oder ab, so ändert sich die Spiegelhöhe bis ein neues Fließgleichgewicht erreicht wird und analoges gilt, wenn einer der Ausflüsse verändert wird. Die Wassermenge (der Pool) im Brunnen spielt bei diesem Fließgleichgewicht nur insofern eine Rolle, als sie die Spiegelhöhe mitbestimmt. Sie liegt gewissermaßen im Nebenschluß. Auch diese Feststellung ist bei der Betrachtung des Modells von Bedeutung, denn von der Wassermenge im Becken hängt es unter anderem ab, wie vollständig zufließendes Wasser sich mit dem vorhandenen mischt, ehe es den Abfluß erreicht.

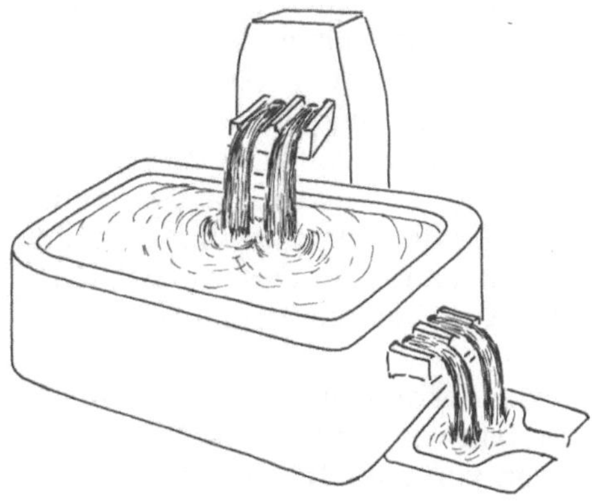

Abb. 26. Ein etwas ungebräuchlicher Brunnen, wie er vor allem in südlicheren Ländern gefunden wird, mit je zwei Zuflüssen und Abflüssen; leicht schematisiert

In den vorangehenden Kapiteln sind die chemischen Vorgänge geschildert, die dazu führen, daß dem Körper Harnsäure zufließt, die Mechanismen der Harnsäureausscheidung wurden diskutiert und die mathematische Behandlung des Harnsäuredurchflusses durch den Körper wurde für die Interessierten erläutert. Die Bedeutung dieser Ausführungen für das Verständnis der Pathogenese der Hyperurikämie läßt sich leicht verstehen, wenn man das Modell des Brunnens anwendet.
Zunächst die Zuflüsse: Harnsäure entsteht immer und ausschließlich durch die Oxidation von Purinen, aber sie hat im Körper doch zwei deutlich verschiedene Vorläufer, die Nahrungspurine einerseits, die körpereigene Purinsynthese andererseits, deutlich verschieden nach dem Ort ihres Stoffwechsels, wohl aber auch nach den intermediären Abläufen. Der eine Hahn, körpereigene Bildung, wird aufgedreht wenn z. B. der Zellumsatz bei einer akuten Leukämie zunimmt, der andere geht mit Menge und Art der Nahrungspurinzufuhr auf und zu. Werden die Nahrungspurine (bei normaler Energiezufuhr) auf Null reduziert, so entspricht die Zufuhr der körpereigenen Purinsynthese. Wartet man das neue tiefere Fließgleichgewicht, das sich nach einer Woche bis zehn Tagen einstellt, ab, so ist die Ausscheidung wieder gleich der Zufuhr; sie wird als endogene Uratquote bezeichnet.
Die Abflüsse: Harnsäure wird renal und enteral ausgeschieden. Die renale Ausscheidung, im Tierversuch recht gut aufgeklärt, besteht aus einer Folge von Filtrations-Rückresorptions- und Sekretionsvorgängen, deren Zusammenspiel bewirkt, daß umso mehr Harnsäure renal ausgeschieden wird, je höher die Plasmaharnsäurekonzentration oder – um im Bild zu bleiben – der Serumharnsäurespiegel. Die verschiedenen Komponenten der enteralen Ausscheidung und ihrer Mechanismen sind weniger gut bekannt, wohl auch z. B. zwischen Parotis und Magen verschieden, aber auch hier kann als gesichert gelten, daß mindestens einige der ausscheidenden Organe umso mehr ausscheiden, je höher die Harnsäurespiegel sind. Die Ähnlichkeit mit dem Brunnen ist also auch von der Ausscheidung her gesehen weitgehend.
Vergleiche soll man nicht zu weit treiben. Zwar fließen im Brunnen wie im menschlichen Stoffwechsel Mengen (hier Wasser, da Harnsäure) pro Zeiteinheit durch den Pool, aber die die Ausscheidung treibende Kraft ist der Art nach verschieden, im Brunnen der Druck der Wassersäule über dem Abfluß, während die Ausscheidungsvorgänge konzentrationsabhängig sind.
Jedes grundsätzliche Modell des Zustandekommens eines Pools (Zeile eins in Abb. 27) sieht auch einen Abbau vor. Aber einen körpereigenen Abbau der Harnsäure (sieht man von unbedeutenden biochemischen Raritäten ab) gibt es nicht, seitdem den Primaten in ihrer Phylogenese die Uricase verloren ging, und dies macht die Situation bei der

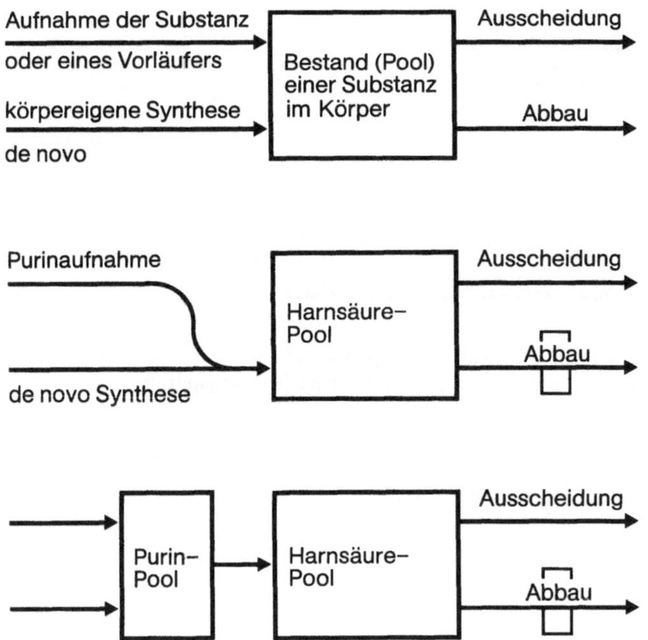

Abb. 27. Grundmodell eines „Stoffwechselpools" (erste Zeile) und Adaptation des Modells an die Situation des Harnsäurestoffwechsels (zweite und dritte Zeile)

Harnsäure so übersichtlich wie bei kaum einer anderen organischen Verbindung im Körper. Die nächsten beiden Zeilen der Abb. 27 geben alternative Darstellungen der Zuflüsse zum Harnsäurepool wieder. Zunächst stellen sie dar, daß Harnsäure aus allen Vorläufern durch eine gemeinsame Reaktion

$$\text{Xanthin} \xrightarrow{\text{Xanthinoxidase}} \text{Harnsäure}$$

entsteht, daß also insofern unser Modell in Abb. 26 eine Vereinfachung darstellt: Die Zuflüsse treffen sich wie in vielen Waschbecken in einer gemeinsamen Röhre. Den Unterschied der beiden unteren Zeilen der Abb. 27 betreffen die Frage, ob vor dem eigentlichen Zufluß zum Harnsäurepool Nahrungspurine und endogene Purine sich in einem eigenen Pool voll mischen können. Die Frage ist noch nicht endgültig entschieden. Wahrscheinlich entspricht aber das Schema der mittleren Zeile der Wirklichkeit mehr als das der untersten.

Hyperurikämie kommt bei normalen Ausscheidungsmechanismen – und dies soll Abb. 28 nochmals zeigen – zustande, wenn die Harnsäu-

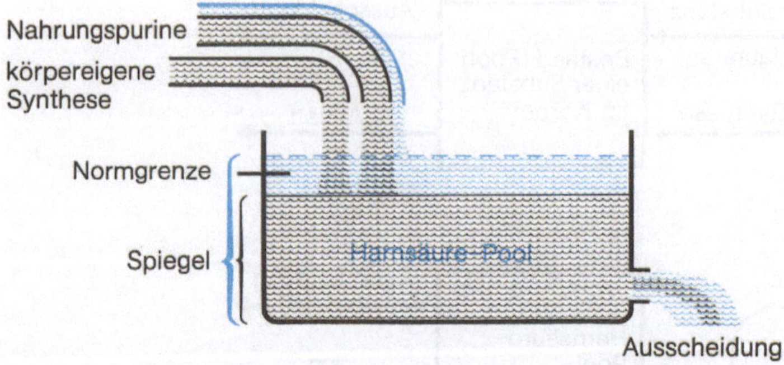

Abb. 28. Beeinflussung der Größe des Harnsäurepools und der Harnsäureausscheidung durch Änderung der Zufuhr; hier am Beispiel vermehrter Nahrungspurine

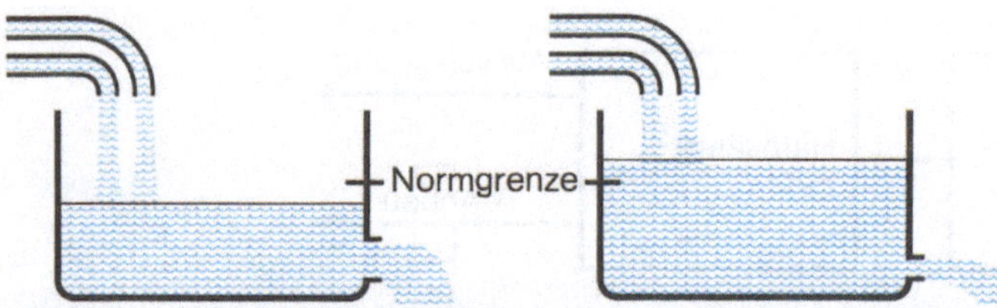

Abb. 29. Beeinflussung der Größe des Harnsäurepools durch Beeinträchtigung der Ausscheidungsmechanismen; Modell für das Zustandekommen der Hyperurikämie bei Gichtikern und ihren hyperurikämischen Verwandten

rebildung, hier durch Erhöhung der Nahrungspurine, zunimmt. Bei jedem Gesunden kann eine Hyperurikämie erzeugt werden, wenn nur genug resorbierbare Purinquellen der Nahrung zugelegt werden: Die Ausscheidung entspricht zwar im Fließgleichgewicht der Zufuhr, aber sie erfolgt erst bei der Überschreitung der oberen Grenze des Normalwertbereiches, der Normgrenze. Hyperurikämie kann aber auch zustandekommen, wenn die Wirksamkeit der Ausscheidungsmechanismen reduziert ist, wie bei den meisten Fällen der Gicht, bei gewissen Nierenkrankheiten oder unter dem Einfluß gewisser Medikamente, und dies bei einer Purinzufuhr, die beim Gesunden keine Hyperurikämie erzeugt (Abb. 29). Legt man bei eingeschränkter Harnsäureausscheidung Purine der Nahrung zu, so steigt der Harnsäurespiegel stärker als beim Gesunden an, verringert man die Purinzufuhr sehr stark, so kann auch bei eingeschränkter Ausscheidung der Harnsäurespiegel unter die Normgrenze sinken; auch dies ist in den vorangehenden Kapiteln gezeigt worden. Letztlich läßt sich aus dem Modell ableiten, welche therapeutischen Möglichkeiten bestehen, nämlich Verringerung der Zufuhr zum Pool durch Reduktion der Nahrungspurine oder Hemmung der Xanthinoxidase, Verbesserung der Ausscheidung durch Urikosurika. Und die Abbildung läßt auch erkennen, daß bei jeder dieser Maßnahmen, wenn sie nur lang und regelmäßig genug durchgeführt werden, ein neues Fließgleichgewicht sich einstellen wird. Fassen wir zusammen: Die Höhe des Harnsäurespiegels, die Konzentration der Harnsäure im Plasma und im Interstitium, resultiert aus Bildung und Ausscheidung der Substanz. Nichts spricht dafür, daß zwischen Purinzufuhr bzw. Purinsynthese (oder der Xanthinoxidation) einerseits und Harnsäureausscheidung andererseits ein Regelmechanismus eingeschaltet ist. Der Spiegel der Harnsäure wird nicht wie z. B. der der Glukose geregelt, er resultiert. Und das gleiche gilt für die Hyperurikämie, deren Zustandekommen also sehr einfach zu erklären ist. Daran ändert nichts, daß unsere Modelle wohl alle etwas zu einfach waren und daß für das eine Fließgleichgewicht der Harnsäure, von dem gesprochen wurde, Fließgleichgewichte einzusetzen sind wie etwa im letzten Bild (Abb. 30).

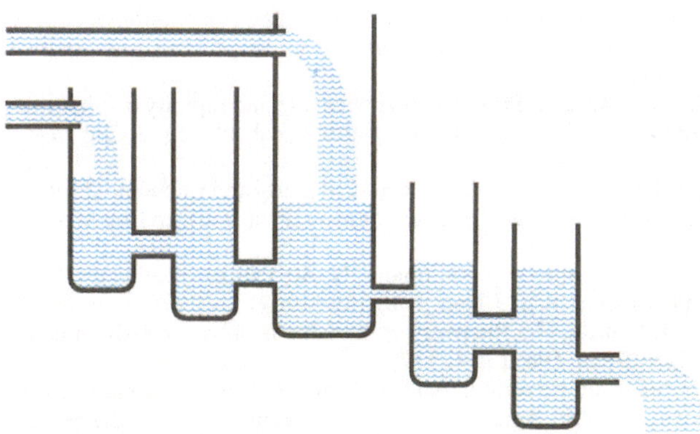

Abb. 30. System von Fließgleichgewichten mit zwei Zuflüssen und mehreren miteinander verbundenen Behältern

Literatur

Acheson, R. M., Chan, Y. K.: New Haven survey of joint diseases: the prediction of serum uric acid in a general population. J Chronic Dis *21*, 543 (1969)

Benedict, J. D., Forsham, P. H., Stetten, D.: The metabolism of uric acid in the normal and gouty human studied with the aid of isotopic uric acid. J Biol Chem *181*, 183 (1949)

Benedict, J. D., Forsham, P. H., Roche, M., Soloway, S., Stetten, D.: The effect of salicylates and adrenocorticotropic hormone upon the miscible pool of uric acid in gout. J Clin Invest *29*, 1104 (1950)

Benedict, J. D., Roche, M., Yü, T. F., Bien, E. J., Gutman, A. B., Stetten, D. jr.: Incorporation of glycine nitrogen into uric acid in normal and gouty man. Metabolism *1*, 3 (1952)

Bien, E. J., Yü, T. F., Benedict, J. D., Gutman, A. E., Stetten, D.: The relation of dietary nitrogen consumption to the rate of uric acid synthesis in normal and gouty man. J Clin Invest *32*, 778 (1953)

Bishop, Ch., Garner, W., Talbott, H. J.: Pool size, turnover rate and rapidity of equilibration of injected isotopic uric acid in normal and pathological subjects. J Clin Invest *30*, 879 (1951)

Bishop, Ch., Beyer, A., Talbott, J. H.: Isotopic uric acid in gouty and rheumatoid arthritis patients treated with Probenecid and Phenylbutazone. Proc Soc Exp Biol Med *86*, 760 (1954)

Bowering, J., Calloway, D. H., Margen, S., Kaufmann, N. A.: Dietary protein level and uric acid metabolism in normal man. J Nutr *100*, 249 (1969)

Buzard, J., Bishop, Ch., Talbott, J. H.: Recovery in humans of intravenously injected isotopic uric acid. J Biol Chem *196*, 179 (1952)

Emmerson, B. T.: Abnormal urate excretion associated with renal and systematic disorders, drugs and toxins. In: Uric Acid. Kelley, W. N., Weiner, J. M. (eds) Berlin, Heidelberg, New York: Springer 1978, p 310

Geren, W., Bendich, A., Bodansky, O., Brown, G. B.: The fate of uric acid in man. J Biol Chem *183*, 21 (1950)

Giblett, E. R., Anderson, J. E., Cohen, F., Pollara, B., Menwissen, H. J.: Adenosine deaminase deficiency in two patients with severely impaired cellular immunity. Lancet *II*, 1067 (1972)

Griebsch, A., Zöllner, N.: Normalwerte der Plasmaharnsäure in Süddeutschland. Vergleich mit Bestimmungen vor zehn Jahren. Z Klin Chem Klin Biochem *11*, 346 (1973)

Griebsch, A., Zöllner, N.: Harnsäureplasmaspiegel und renale Harnsäureausscheidung bei Belastung mit Algen, einer purinreichen Eiweißquelle. Verh Dtsch Ges Inn Med *77*, 173 (1971)

Gröbner, W., Löffler, W., Zöllner, N.: Der Einfluß verschiedener Nahrungspurine und -pyrimidine auf die Xanthinoxydaseaktivität des menschlichen Dünndarms. Verh Dtsch Ges Inn Med *85*, 659 (1979)

Gröbner, W., Zöllner N.: Epidemiologie and Pathophysiologie der Gicht. In: Fettsucht-Gicht. Boecker, W. (Hrsg.) Stuttgart: Thieme 1971

Gutman, A. E., Yü, T. F.: Uric acid metabolism in normal man and in primary gout. N Engl J Med *273*, 252 (1965)

Hall, A. P., Barry, P. E., Dawber, T. R., McNamara, P. M.: Epidemiology of gout and hyperuricemia; a long-term population study. Am J Med *42*, 27 (1967)

Henderson, J. F., Lowe, J. K., Barankiewicz, J.: Purine and pyrimidine metabolism: pathways, pitfalls and perturbations. In: Purine and pyrimidine metabolism. Ciba Found. Symp *48*, 3 (1977)

Hollander, J. L., Stoner, E. K., Brown, E. M., jr., DeMoor, P.: Joint temperature measurement in the evaluation of antiarthritic agents. J Clin Invest *30*, 701 (1951)

Holmes, E. W., McDonald, J. A., McCord, J. M., Wyngaarden, J. B., Kelley, W. N.: Human glutamine phosphoribosylpyrophosphate amidotransferase: Kinetic and regulatory properties. J Biol Chem *248*, 144 (1973a)

Holmes, E. W., Wyngaarden, J. B., Kelley, W. N.: Human glutamine phosphoribosylpyrophosphate amidotransferase: Two molecular forms interconvertible by purine ribonucleotides and phosphoribosylpyrophosphate. J Biol Chem *248*, 6035 (1973b)

Kageyama, N.: A direct colorimetric determination of uric acid in serum and urine with uricase-catalase system. Clin Chim Acta *31*, 421 (1971)

Kelley, W. N., Rosenbloom, F. M., Henderson, J. F., Seegmiller, J. E. A.: A specific enzyme defect in gout associated with overproduction of uric acid. Proc Nat Acad Sci USA *57*, 1735 (1967)

Kelley, W. N., Rosenbloom, F. M., Seegmiller, J. E., Howell, R. R.: Excessive production of uric acid in type I glycogen storage disease. J Pediat *72*, 488 (1968)

Kelley, W. N., Greene, M. L., Fox, J. H., Rosenbloom, F. M., Levy, P. J., Seegmiller, J. E.: Effects of orotic acid on purine and lipoprotein metabolism in man. Metabolism *19*, 1025 (1970)

Kelley, W. N., Weiner, J. M. (eds.): Uric acid. Berlin, Heidelberg, New York: Springer 1978

Löffler, W., Gröbner, W., Medina, R., Zöllner, N.: Untersuchungen des Harnsäurestoffwechsels Gesunder unter oraler Purinbelastung mit Hilfe stabiler Isotope. Verh Dtsch Ges Inn Med *86*, 1980a (im Druck)

Löffler, W., Gröbner, W., Zöllner, N.: Influence of dietary protein on serum and urinary uric acid. Adv Exp Med Biol *122*, 1980b (im Druck)

Marcolongo, R., Marinello, E., Pompucci, G., Pagani, R.: The role of xanthine oxidase in hyperuricemic states. Arthritis Rheum *17*, 430 (1974)

Matzkies, F., Berg, G.: The uricosuric action of amino acids in man. Adv Exp Med Biol *76* [B], 36 (1977)

Mertz, D. P.: Gicht – Grundlagen, Klinik und Therapie, 3. Aufl. Stuttgart: Thieme 1978

Mertz, D. P.: Vergleichende Untersuchungen der enzymatischen Bestimmung von Harnsäure mit einer einfachen kolorimetrischen Methode. Klin Wochenschr *51*, 96 (1973)

Mikkelsen, W. M.: The epidemiology of hyperuricemia and gout. In: Handbuch der inneren Medizin, Vol. VII/3. Zöllner, N., Gröbner, W. (eds.) Berlin, Heidelberg, New York: Springer 1976, p. 9

Mikkelsen, W. M., Dodge, H. J., Valkenburg, H. A., Himes, S.: The distribution of serum uric acid values in a population unselected as to gout or hyperuricemia. Tecumseh, Michigan, 1959–1960. Am J Med *39*, 242 (1965)

Müller, M. M., Kaiser, E., Seegmiller, J. E. (eds.): Purine metabolism in man II. Vol. 76 A and B. New York, London: Plenum Press 1977

Nicholls, A., Scott, J. T.: Effects of weight loss on plasma and urinary levels of uric acid. Lancet *II*, 1223 (1972)

Peters, J. P., van Slyke, D. D.: Quantitative clinical chemistry. Vol 1. Interpretations, Baltimore: Williams a Wilkins 1946
Phoon, W. H., Pincherle, G.: Blood uric acid in executives. Br J Ind Med *29*, 334 (1972)
Purine and pyrimidine metabolism. Ciba Found Symp *48* (1977)
Ramsdell, C., Kelley, W. N.: The clinical significance of hypouricemia. Ann Intern Med *78*, 239 (1973)
Scott, J. T., Holloway, V. P., Glass, H. J., Arnot, R. N.: Studies of uric acid pool size and turnover rate. Ann rheum Dis *28*, 366 (1969)
Seegmiller, J. E., Grayzel, A. I., Laster, L., Liddle, L.: Uric acid production in gout. J Clin Invest *40*, 1304 (1961)
Sørensen, L. B.: Degradation of uric acid in man. Metabolism *8*, 687 (1959)
Sørensen, L. B.: The pathogenesis of gout. Arch Int Med *109*, 379 (1962)
Steele, T. H.: Urate secretion in man – the pyrazinamide suppression test. Ann Intern Med *79*, 734 (1973)
Talbott, J. H.: Gout. New York, London: Grune & Stratton 1967
Thannhauser, S. J.: Lehrbuch des Stoffwechsels und der Stoffwechselkrankheiten. München: Bergmann 1929
Waslien, C. J., Calloway, D. H., Margen, S.: Uric acid production of men fed graded amounts of egg protein and yeast nucleic acid. Am J Clin Nutr *21*, 892 (1968)
Weinberger, A., Sperling, O., Pinkhas, J., DeVries, A.: Frequency and causes of hypouricemia in hospital patients. Isr J Med Sci *13*, 529 (1977)
van der Weyden, M. B., Kelley, W. N.: Human adenosine deaminase: distribution and properties. J Biol Chem *251*, 5448 (1976)
Wissenschaftliche Tabellen. 7. Aufl. Basel: Geigy AG 1968
Wyngaarden, J. B.: The effect of phenylbutazone on uric acid metabolism in two normal subjects. J Clin Invest *34*, 256 (1955)
Wyngaarden, J. B., Kelley, W. N.: Gout. In: The metabolic basis of inherited disease, 3rd ed. Stanbury, J. B., Wyngaarden, J. B., Fredrickson, D. S. (eds.), p. 889. New York: McGraw Hill 1972
Wyngaarden, J. B., Kelley, W. N.: Gout and hyperuricemia. New York, San Francisco, London: Grune & Stratton 1976
Yü, T. F., Gutman, A. B.: Ultrafiltrability of plasma urate in man. Proc Soc Exp Biol *84*, 21 (1953)
Zöllner, N.: Moderne Gichtprobleme. Ätiologie, Pathogenese, Klinik. Ergeb Inn Med Kinderheilkd *14*, 21 (1960)
Zöllner, N.: Eine einfache Modifikation der enzymatischen Harnsäurebestimmung. Z Klin Chem Klin Biochem *1*, 178 (1963)
Zöllner, N.: Diet and gout. Proc. 9th int. Congr. Nutr., Mexiko 1972, *1*, 267 (1975)
Zöllner, N.: Diätetik der Gicht – experimentelle Grundlagen und praktische Anwendung. Verh Dtsch Ges Inn Med *82*, 727 (1976)
Zöllner N., Griebsch, A.: Influence of various dietary purines on uric acid production. In: Urinary calculi. Proceedings of the international symposium on renal stone research, Madrid 1972, p. 84–88 (Karger, Basel/New York 1973)
Zöllner, N., Griebsch, A., Gröbner, W.: Einfluß verschiedener Purine auf den Harnsäurestoffwechsel. Ernährungsumschau *3*, 79 (1972)
Zöllner, N., Gröbner, W.: Der unterschiedliche Einfluß von Allopurinol auf die endogene und exogene Uratquote. Eur J Clin Pharmacol *3*, 56 (1970)
Zöllner, N., Gröbner, W. (Hrsg.): Gicht. Handbuch der inneren Medizin, VII/3. Berlin Heidelberg New York: Springer 1976
Zöllner, N., Gröbner, W.: Dietary feedback regulation of purine and pyrimidine biosynthesis in man. CIBA Found Symp *48*, 165 (1977)

Tafelanhang

Berühmte Gichtiker und Darstellungen aus der Geschichte der Gicht

1 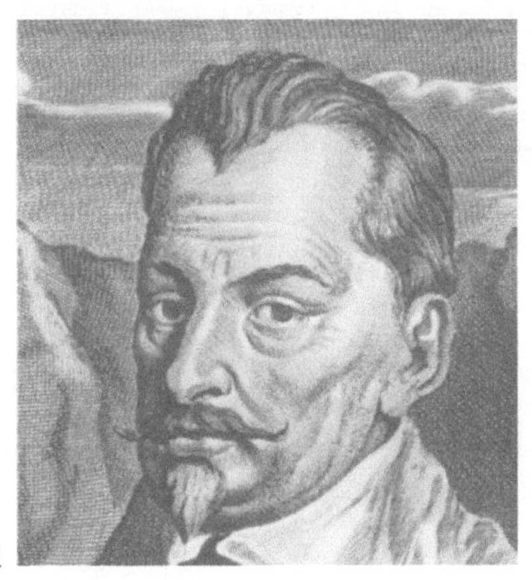

Albrecht von Wallenstein
** 24. 9. 1583, † 25. 2. 1634*

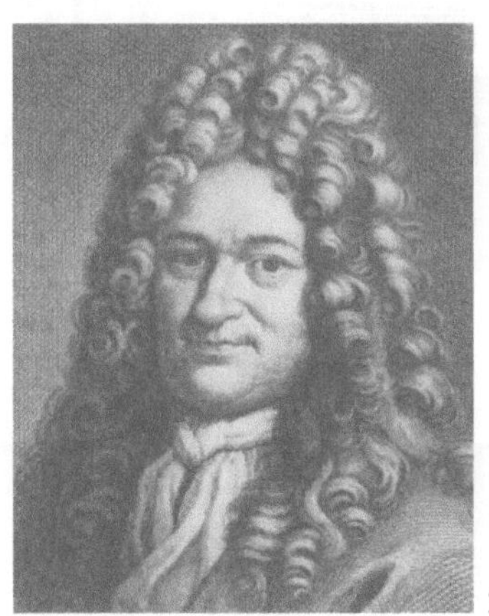 2

Gottfried Wilhelm,
Freiherr von Leibniz
** 1. 7. 1646, † 14. 11. 1716*

Tafel I

1

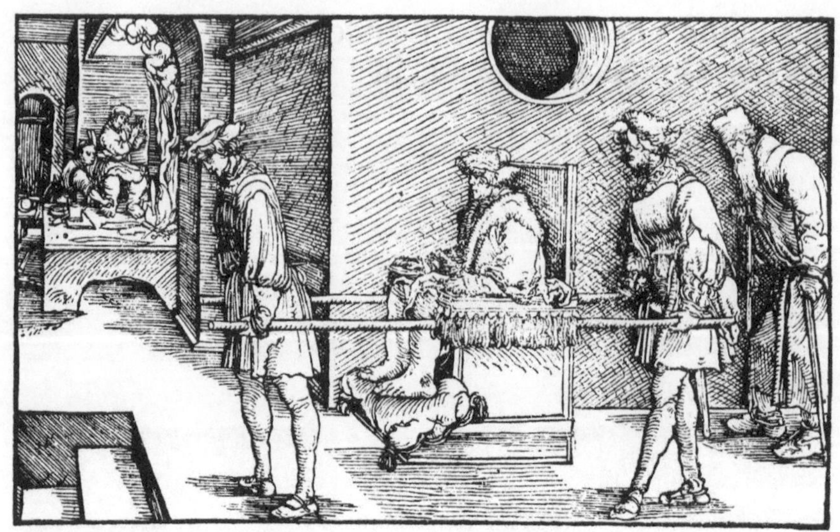

2

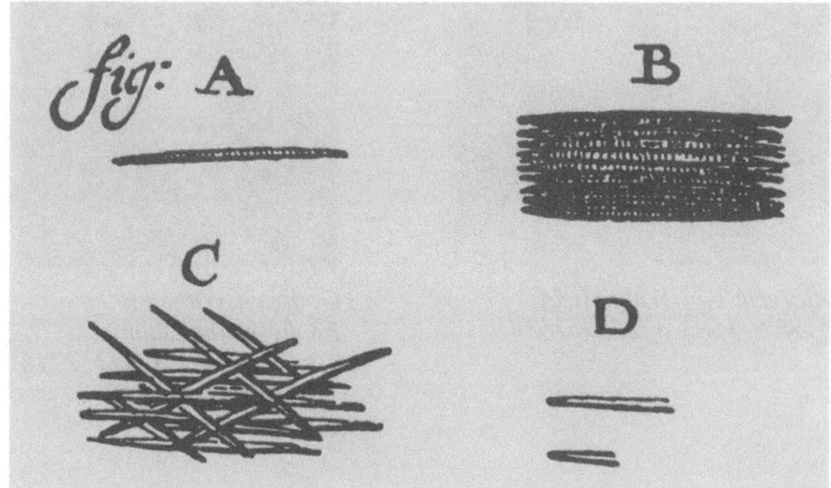

Tafel II

1

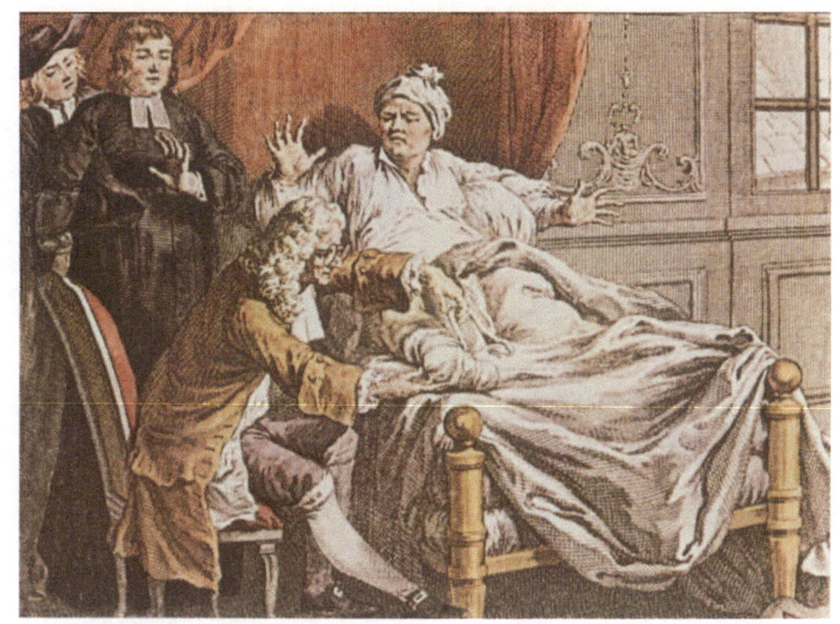

2

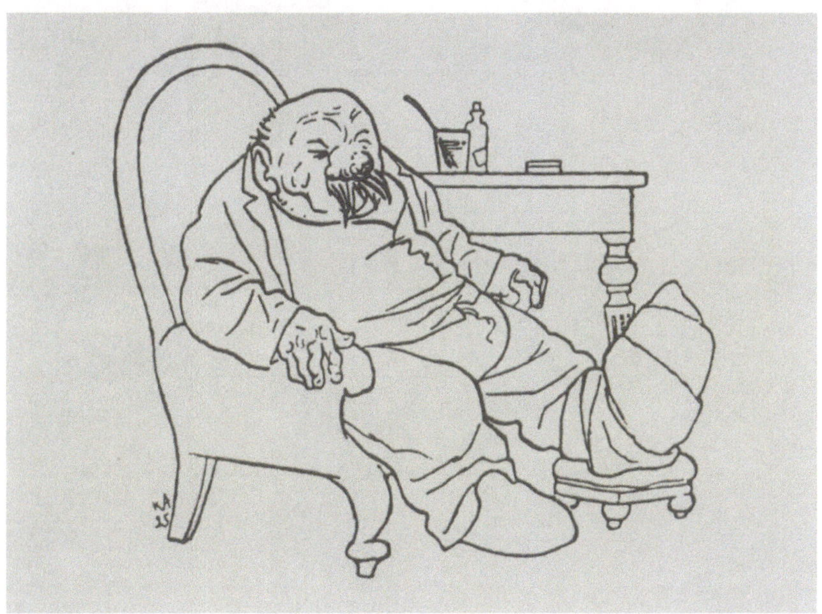

Tafel III

1

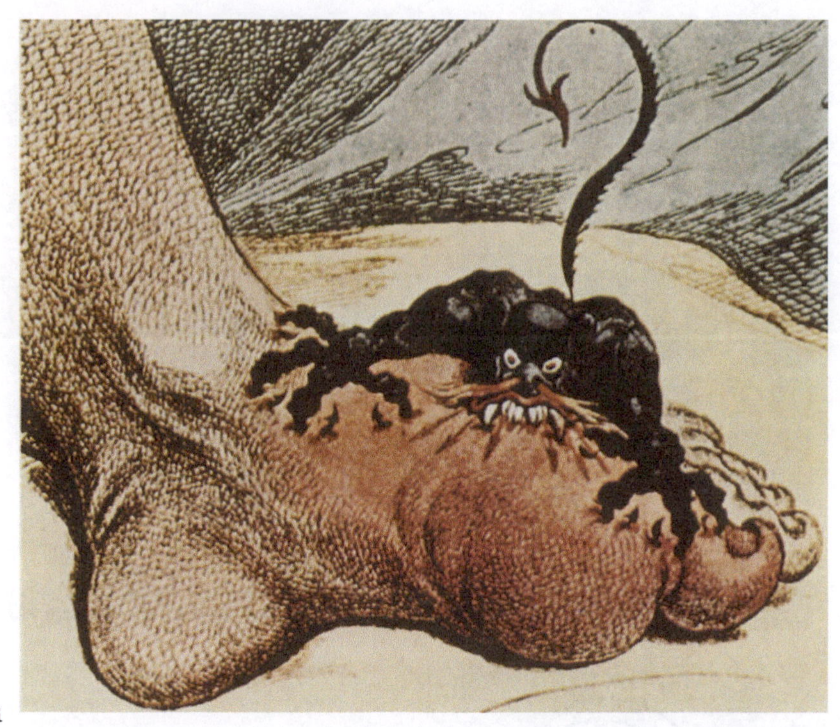

2

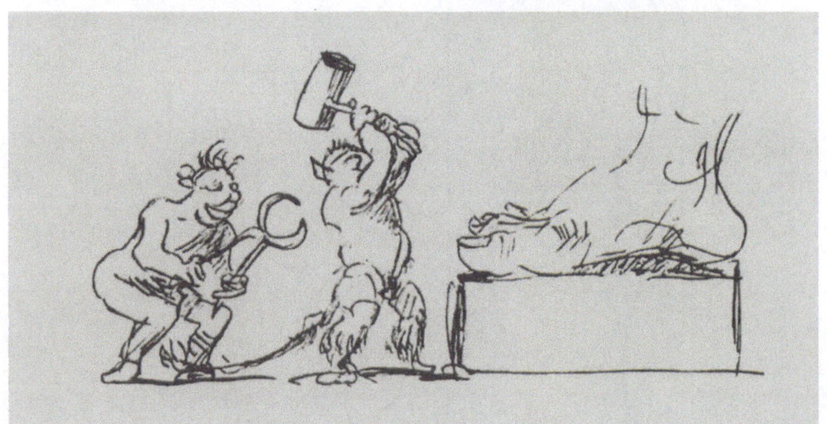

Tafel IV

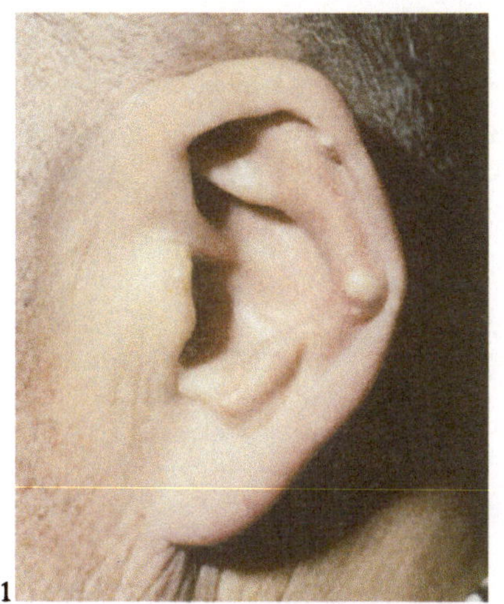
1

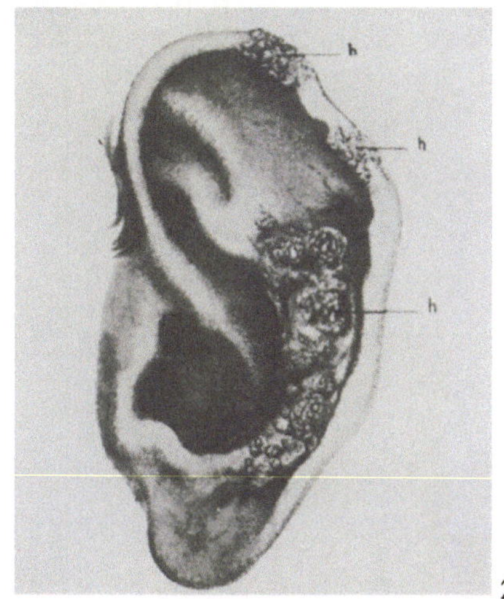

2

3

Tafel V